儿童口腔临床影像学指南
Imaging in Pediatric Dental Practice

儿童口腔临床影像学指南
设备、技术及临床注意事项
Imaging in Pediatric Dental Practice
A Guide to Equipment, Techniques and Clinical Considerations

编著 （比）约翰·阿普斯（Johan Aps）

主审 夏 斌

主译 汪 鹭 高艳霞

北方联合出版传媒（集团）股份有限公司

辽宁科学技术出版社

图文编辑

张 浩 刘玉卿 肖 艳 刘 菲 康 鹤 王静雅 纪凤薇 杨 洋 戴 军 张军林

First published in English under the title
Imaging in Pediatric Dental Practice: A Guide to Equipment, Techniques and Clinical
Considerations
By Johan Aps
Copyright © Springer Nature Switzerland AG 2019.
This edition has been translated and published under licence from
Springer Nature Switzerland AG.

©2024，辽宁科学技术出版社。
著作权合同登记号：06–2021第239号。

图书在版编目（CIP）数据

儿童口腔临床影像学指南/（比）约翰·阿普斯（Johan
Aps）编著；汪鹭，高艳霞主译. —沈阳：辽宁科学技术出版
社，2024.7
ISBN 978–7–5591–3614–5

Ⅰ.①儿… Ⅱ.①约… ②汪… ③高… Ⅲ.①小儿疾病—
口腔疾病—影像诊断—指南 Ⅳ.①R788–62

中国国家版本馆CIP数据核字（2024）第111133号

出版发行：辽宁科学技术出版社
　　　　　（地址：沈阳市和平区十一纬路25号　邮编：110003）
印 刷 者：凸版艺彩（东莞）印刷有限公司
经 销 者：各地新华书店
幅面尺寸：210mm×285mm
印　　张：7
插　　页：4
字　　数：140千字
出版时间：2024年7月第1版
印刷时间：2024年7月第1次印刷
出 品 人：陈　刚
责任编辑：金　烁
封面设计：袁　舒
版式设计：袁　舒
责任校对：李　硕

书　　号：ISBN 978–7–5591–3614–5
定　　价：128.00元

投稿热线：024–23280336
邮购热线：024–23280336
E–mail:cyclonechen@126.com
http://www.lnkj.com.cn

序言
Foreword

在口腔文献及图书资料中，儿童口腔影像学的相关内容一直处于空缺状态。尽管目前存在一些儿童口腔影像学的指南、建议，但即使是经验丰富的临床医生，他们之中仍然有很多人陷入对新技术既好奇又担忧安全性的境地。本书或许能帮助医生们解决许多困惑，笔者就是一位儿童口腔医生兼口腔颌面影像学专家。本书内容涵盖了儿童口内、口外影像学所有原理（包括CBCT和MRI等更先进的成像技术）。随着CBCT在口腔学科中的使用日益增多，世界各地存在着各种不同的使用标准。例如，欧洲因为担心儿童辐射防护问题，所以对CBCT态度十分谨慎；但是许多其他国家会使用得更加普遍，甚至过度使用。本书对这些问题都进行了讨论，同时也特别涵盖了放射防护等问题。书中同样提供了丰富而优秀的临床影像示例，以增强读者对这些技术的理解。

在临床中治疗儿童的全科口腔医生、儿童口腔医生以及口腔放射医生都会从本书中受益。我强烈推荐这本书给大家。

Monty Duggal

Faculty of Dentistry

National University of Singapore

Singapore, Singapore

前言
Preface

很多医生一看本书的名字估计就要皱眉了，为什么我要写一本关于儿童和特殊需求患者的书呢？我们不难发现，口腔颌面影像学的教科书并没有特别着重描述儿童患者和特殊需求患者群体，很明显我们在临床上不能"一刀切"，把所有患者都统一成一种情况。作为一名儿童口腔医生兼口腔颌面影像学医生，我一直尝试将这些患者群体纳入我的影像学教学和演讲中。在美国加利福尼亚州儿牙协会（2016年，拉斯维加斯）的一次演讲后，Springer出版社的代表联系到了我，提出了编写本书的想法。

希望本书能为儿童口腔住院医师、儿童口腔医生或任何对儿童和特殊需求患者的口腔颌面影像感兴趣的人，提供有关X线设备、技术和辐射剂量的相关知识。对于临床医生来说，想要掌握不同的成像技术、能够适当对影像进行修改，同时不影响图像质量或诊断结果，了解其背后的原理是非常重要的。除了成像技术方面，医生还应熟悉不同影像的辐射剂量大小和潜在影响。本书的最后几章只是对日常临床实践的一瞥，主要和大家分享一些临床中最常用的诊断成像技术。

我真诚地希望大家会喜欢本书，并能在临床实践中运用这些知识和信息。

最后，我要感谢所有为本书做出贡献的同行们，感谢他们与我分享的影像资料。同时，也感谢Springer出版社为我提供了这个独特的机会。

Johan Aps

Western Australia，WA，Australia

December 2018

导语
Preamble

1895年11月8日对于人类来说是"历史性的一天"，这天Wilhelm Conrad Roentgen发现了X线。1896年1月12日，距Roentgen教授发表其发现仅2个月（译者注：原书时间计算有误）后，Otto Walkhoff医生用X线拍摄了他妻子牙齿（译者注：原书表述有误，应为牙齿不是手）的X线照片，成为世界上第一张口内X线片。下面的时间线梳理了不同时代的影像发展及其各自的曝光时间。

一个新时代由此诞生了，从那时起，口腔X线证明其在口腔颌面诊断中的重要价值。多年来，二维口内X线和口外X线是唯一的X线成像方式。但近年来，口内三维成像［锥形束计算机断层扫描（CBCT）］已逐渐普及。芬兰教授Paatero克服了头颅断层扫描方面的挑战，研发了第一台全景机器，所拍影像我们称为全景X线，也称为"全景片（Pan）""全景X线片（Pano）""曲面体层片（Panorex）""OPG"。还有其他先进的成像方式［例如多层螺旋CT（MSCT）、磁共振成像（MRI）和超声成像］，也可供临床医生选择使用。MSCT和MRI对于口腔科来说成本太高，但它们确实也有"用武"之地。超声成像主要用于口腔颌面部的诊断，虽然仅在某些国家比较受欢迎，但它绝对在我们的"武器库"中占有一席之地。与MSCT、CBCT和普通X线不同，MRI和超声成像不使用电离辐射，因此可以被认为比其他成像方式"更安全"。

下面的时间线显示了自1895年以来不同的成像方式被引入医学和口腔行业中的时间。虽然自1970年以来，我们开始使用数字成像，但大多数诊断成像仍然使用的是电离辐射。不过，我认为在未来的20年里，电离辐射用于诊断会越来越少，特别是在年轻患者中。本书概述了目前在儿童口腔颌面影像学中使用的成像技术，清晰地描述了图像接收器、专业技术以及不同成像的选择适应证。同时附有一些临床示例，有助于阐释各项放射技术及其诊断价值。

历史

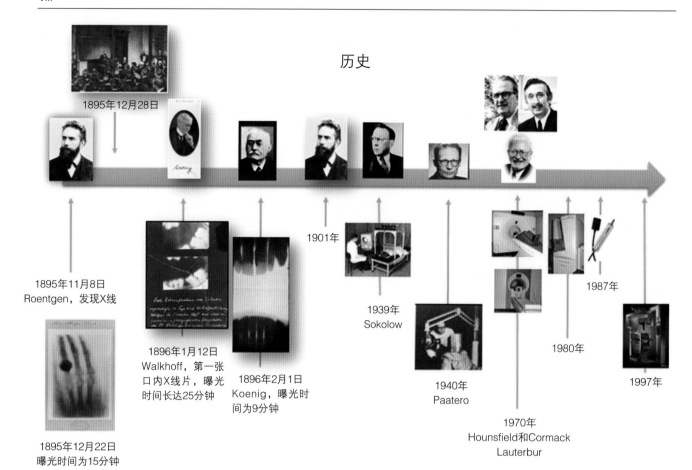

1895年12月28日

1895年11月8日
Roentgen，发现X线

1895年12月22日
曝光时间为15分钟

1896年1月12日
Walkhoff，第一张
口内X线片，曝光
时间长达25分钟

1896年2月1日
Koenig，曝光时
间为9分钟

1901年

1939年
Sokolow

1940年
Paatero

1970年
Hounsfield和Cormack
Lauterbur

1980年

1987年

1997年

审译者名单
Reviewer and Translators

主审

夏　斌　北京大学口腔医院儿童口腔科
　　　　主任，博士研究生导师

主译

汪　鹭　极橙儿童齿科上海徐汇门诊

高艳霞　极橙儿童齿科上海陆家嘴门诊

译者（按姓氏笔画排序）

于金言　极橙儿童齿科上海南翔门诊

王笑娜　极橙儿童齿科天津东马路门诊

王翠云　极橙儿童齿科上海南翔门诊

巴哈尔　极橙儿童齿科天津东第门诊

甘　露　极橙儿童齿科上海人广门诊

刘春鹏　极橙儿童齿科天津长江道门诊

刘晓娜　极橙儿童齿科上海陆家嘴门诊

刘晓静　极橙儿童齿科上海徐汇门诊

齐　鹤　极橙儿童齿科上海张江门诊

关孟莹　极橙儿童齿科上海徐汇门诊

许文霞　极橙儿童齿科天津东第门诊

孙　恬　极橙儿童齿科天津东第门诊

孙惠娟　极橙儿童齿科上海大宁门诊

李晓雯　极橙儿童齿科上海金桥门诊

杨文杰　极橙儿童齿科天津奥城门诊

吴　越　极橙儿童齿科天津东马路门诊

何　舒　极橙儿童齿科南京新世界门诊

汪　鹭　极橙儿童齿科上海徐汇门诊

陈　帆　极橙儿童齿科上海人广门诊

范　琳　极橙儿童齿科天津长江道门诊

岳　柳　极橙儿童齿科上海金桥门诊

周　燕　极橙儿童齿科上海人广门诊

周双双　极橙儿童齿科天津长江道门诊

郑秀文　极橙儿童齿科天津东第门诊

赵　越　极橙儿童齿科上海新江湾门诊

袁慎哲　极橙儿童齿科上海新江湾门诊

徐　疾　极橙儿童齿科南京新世界门诊

高艳霞　极橙儿童齿科上海陆家嘴门诊

唐　雯　极橙儿童齿科上海大宁门诊

崔敬冉　极橙儿童齿科天津东第门诊

梁香花　极橙儿童齿科上海徐汇门诊

扫码关注"儿牙俱乐部"
公众号

读者对本书内容若有疑问，
可在后台留言

目录
Contents

第1章 口腔诊疗中的X线设备

X-Ray Equipment in Dental Practice

1.1 X线设备

一般来说，所有X线设备的组成部件大致相同。图1.1为X线设备的示意图。

（1）真空玻璃管

真空玻璃管内部的阴极看起来类似白炽灯泡的灯丝。阴极灯丝带负电，其电子的数目由电流强度决定［电流强度以毫安（Milliampere，mA）为单位］。电子数目与X线数量（即其剂量）成正比。与阴极灯丝相对的位置是带正电的阳极靶。阳极靶和阴极灯丝均由钨丝（W）制成，两者之间的电压较高，电子会被吸附至阳极靶。使用真空玻璃管可以避免电子在撞击到其目标（阳极靶）之前与空气互相碰撞。根据能量守恒定律，电子与阳极靶碰撞后，99%的碰撞会转化为热能，1%的碰撞会产生X线。X线的穿透能力取决于球管两端的电压［电压通常以千伏（Kilovoltage，kV）为单位］。

医用X线设备的阳极靶可旋转，从而设备可更好散热，该类设备使用时曝光时间更长，kV和mA的设置值也更高一些。

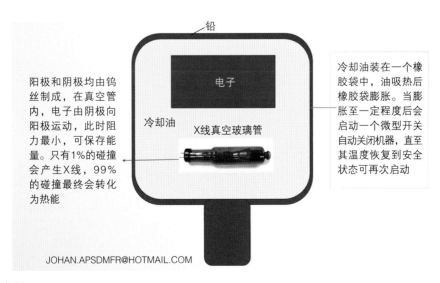

图1.1 X线设备示意图

© Springer Nature Switzerland AG 2019
J. Aps, *Imaging in Pediatric Dental Practice*,
https://doi.org/10.1007/978-3-030-12354-3_1

（2）升压变压器

升压变压器可将X线设备的电压（kV）升至所需数值。某些口腔X线设备允许电压（kV）发生变动，但大多数口内X线设备的电压都是固定的，为60~70kV。

（3）冷却油

由于电子与阳极靶间99%的碰撞会转化为热能，因此要对X线设备进行冷却。冷却油装在橡胶袋中，吸热后橡胶袋膨胀，当膨胀至一定程度后会启动一个微型开关使X线设备暂时停摆，此时曝光过程就会暂停，当机器冷却至正常状态后方可再次启动。

（4）防护铅板

防护铅板可防止X线设备工作时发生射线泄漏。X线只能通过X线发射窗口发出。

（5）X线过滤板

铝制X线过滤板位于X线发射窗口的前部，可过滤掉所有低能量X线。后者如果被患者吸收，会影响影像的诊断效果。不同的厂商会根据机器的电压（kV）确定X线过滤板的厚度。

（6）电子计时器

电子计时器用于确定X线的曝光时间［通常以毫秒（Milliseconds，ms）为单位］。计时器的准确度至关重要，因为曝光时间过长会导致患者过度辐射。增加曝光时间，虽然X线的穿透力会增加，但由于产生了更多的X线，同时也会增加患者接收的辐射剂量［由电流强度（mA）×时间（s）表示，通常称之为"mAs"］。

（7）遮线筒（Collimator）

厂商会为口内X线设备配备一个锥形定距管（Spacer cone）或X线束指示装置（Beam-indicating device），以确保从阳极靶到患者皮肤的准确距离，该距离通常为20~40cm，但不应低于20cm。锥形定距管看起来类似圆柱体，可将X线束集中于一个环状外形的结构中。不过，由于环状外形与我们的口内影像接收器的外形不一致，会有约50%的组织受到不必要的X线照射，因此建议使用矩形遮线筒。这样不仅可减少患者的辐射剂量，也可减少患者身体组织受到的放射线散射，从而提高图像质量。矩形遮线筒可被置于锥形定距管内（图1.2）。

口外X线设备的遮线筒安装在X线发射窗口附近。全景机器的X线束经过遮线筒后形成窄的垂直光束；CBCT的X线束经遮线筒后形成棱锥形线束；医用CT则形成的是扇形线束。

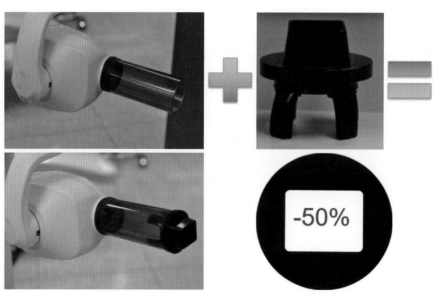

图1.2　圆形与矩形遮线筒：改装为矩形遮线筒后可使辐射剂量减少约50%

此外要注意的是，与阳极靶碰撞的电子中只有1%会产生X线，这意味着99%的碰撞导致的实际结果是机器升温。随着时间推移，这些电子碰撞将会导致阳极靶表面受损，形成卵石纹样的表面，这样会产生两个后果：第一，真空玻璃管中经X线发射窗口离开的X线会变少，因为更多的X线被散射停留在了真空玻璃管内部。与此相对，全新的X线机其阳极平整光滑如镜面，就不会发生这种情况。第二，表面变得粗糙后，焦点区域（电子应与阳极碰撞的点）的面积会变大，这将会导致图像出现半影现象。这种现象是随着阳极表面变大逐渐发生的，进展速度十分缓慢，与X线设备的曝光次数以及球管的电压值也有关，并不容易直接察觉到。然而，如果将全新机器拍摄的图像和使用10年后机器拍摄的图像进行比较，就很容易发现图像质量存在显著的差异。

针对以上情况，建议的做法是：在开始使用一台新机器之前，先找一个固定的校准检测对象（例如，一把钥匙），每年在相同的曝光条件下对该校准检测对象重复进行相同的曝光，这么做有助于动态监测X线机阳极靶的变化。

传统胶片影像转化为数字影像后，半影现象影响很大。首先，数字影像的影像接收器要求球管电流为直流电（DC机）。其次，如果阳极是新的，图像质量会更好（因此要定期更换新的X线设备）。

不过，关于具体什么时候要更换X线设备，机器的最大使用年限或最大曝光量并不存在绝对值。计数器可用于记录按钮被按的次数，口内X线机一般不会配备计数器，口外X线机有计数器可用于确定总曝光量。如果想要购买二手X线设备时，计数器的数据就十分重要。

有时，我们也会困惑：为什么有些口内X线机的锥形定距管比其他X线设备长一些？原因在于，厂商要确保的是从焦点（阳极）到皮肤的距离不小于20cm，但如果将真空玻璃管放置于球管外壳（Housing）的后部，与被放置在前部相比锥形定距管就可以短一些。

1.2 口内X线投照定位架

考虑到口内X线投照的原理，我们可借助辅助工具将影像接收器与待拍摄牙齿平行放置，然后再将X线束垂直投射于影像接收器即可成像。不少厂商都有类似的辅助工具，最著名的当属Rinn（图1.3）。正确应用这些定位架，可以确保拍摄时遵循正确的成像原理，使最终图像的失真度最小。

不同的影像接收器（例如，光激发荧光板或晶体传感器）可使用不同的定位架。有些是一次性的，有些是可重复使用的。

如果想了解更多细节，可查阅Rinn的官方网站（https//: www. RinnCorp. com）。

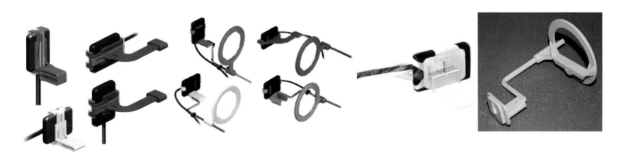

图1.3　Rinn适用于不同影像接收器的定位架

　　为了确保拍摄时X线和影像接收器之间能遵循正确的成像原理，使用适合的定位架非常重要。一些晶体传感器的厂商（见下文）有自己配套的定位架，有很多不同的品牌可供选择，大家可以搜索厂商的官方网站和产品目录，找到适合的定位架。

1.3　数字影像接收器

　　本部分内容不包括传统胶片的内容。数字影像接收器分2种类型：第一种类型是光激发荧光板（Photostimulable phosphor storage plate，PSPP）（图1.4），与传统胶片类似，区别在于传统胶片只可使用一次，但光激发荧光板可重复使用。影像接收器接收X线照射后，必须对其进行再次扫描才能获得最终图像。第二种类型是晶体传感器（Solid-state sensor，SSS）（图1.5），直接与计算机相连，接收X线照射后立即可在计算机显示器上显示图像。晶体传感器操作简单，但在设计上多少有点笨重，通常分2种类型：电耦合器件（Charge-coupled device，CCD）和互补金属氧化物半导体（Complementary metal oxide semiconductor，CMOS）。

1.3.1　光激发荧光板（PSPP）

- 发明于1980年。
- 要被包裹起来，保护其免受光线（会消除图像）和唾液（会导致交叉污染）的影响。
- 可使用数千次。
- 容易出现划痕或咬痕。
- 有不同大小尺寸供使用。
- 可能发生双重曝光，直到扫描成像时才会被发现。
- 可能从反面曝光。
- 要经过扫描才可成像。
- 这一技术也被称为直接数字成像（图像先被捕获于光激发荧光板上，然后用激光扫描将之前存储的X线能量转化为可见光释放出来，再由光电倍

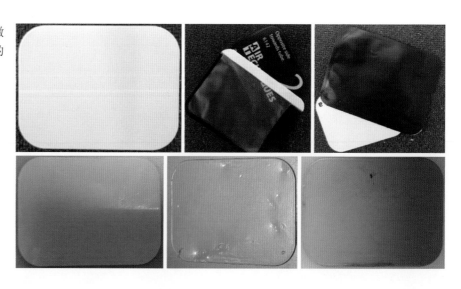

图1.4　上图为干净的、未损坏的光激发荧光板。下图为受损的、有污物的光激发荧光板

图1.5　不同品牌和尺寸的晶体传感器

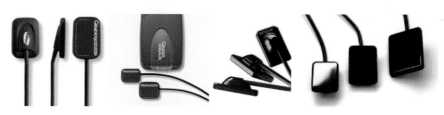

增器进行捕获形成图像）。

- 光激发荧光板在扫描后要进行清除（扫描仪可自动完成这一步骤，但这一功能可被人为关闭！务必小心！）。

1.3.2　晶体传感器（SSS）

- 晶体传感器由Trophy于1987年发明。
- 要使用连接线将计算机和传感器连接起来。
- 传感器内部要使用闪烁屏（碘化铯）以便将光子能量转化为光（光电效应）。
- 外层需进行包裹，避免交叉污染。
- 不会出现意外的双重曝光（图像即时捕获，没有滞后期）。
- 不能从反面曝光。
- 对一些患者而言，体积显得较为庞大。
- 外部尺寸与传感器的内部/实际尺寸不匹配。
- 像素大小为15μm×15μm（=17lp/mm，lp代表线对：一对白色和黑色的线，通常用于数字成像领

域中表示分辨率）时，实际分辨率为30μm。

- 不必购入所有的尺寸，价格十分昂贵。
- 有两种类型：
  - 电耦合器件（CCD）。
  - 互补金属氧化物半导体（CMOS）。

表1.1为PSPP和SSS的特性比较。从本表中可以简单了解两种影像接收器的优缺点。理想情况下，应同时配置这两种影像接收器，不过这样做相对昂贵一些，从业者须自行做出考量。针对儿童口腔诊所，PSPP有可能是最好的选择，因为它不像SSS体积那么庞大，还有不同尺寸可供选择，拍摄殆片时也相对容易（见第3章）。SSS没有适合拍摄殆片的尺寸可供选择。

1.4　计算机显示器

传统胶片是通过观片灯进行阅片的。如果想放大图像只能使用放大镜。胶片如果过度曝光或曝

光激发荧光板由铕活化的氟化钡层组成，该层被放置在塑料载体上保证其使用时的坚固度。经X线照射后荧光板上会形成一个潜像，要使用带有红色氦氖激光器的特殊扫描仪进行扫描，扫描时潜像区域发出蓝色荧光，随后被光电倍增器捕获，通过模拟数字转换器最终在计算机显示器上显示出图像。荧光光线的数量与拍摄期间所捕获的X线量成正比。扫描时，潜像仍留在荧光板原处，随后在明亮的白色LED照射下，潜像被擦除，荧光板恢复为待使用状态。这也是为什么拍摄后拆除荧光板保护套时不应该暴露于光源下的原因。理想情况下，不应将扫描仪放置在明亮的区域，因为在扫描之前荧光板如果暴露在光线下会导致成像质量变差。

晶体传感器使用的是与手机相同的成像器或传感器。不过，为了将X线转化为相机可检测到的光，在CCD或CMOS传感器的顶部要放置一个所谓的闪烁屏（Scintillation plate，材料为氧化硫钆或碘化铯），闪烁屏发射的可见光数量与其获得的X线量成正比。与荧光板相比，这种技术采集图像更快：图像可以立即显示在计算机显示器上。由于没有潜像，因此也没有意外双重曝光的风险。晶体传感器的缺点在于其尺寸：商家提供的尺寸有限（仅有0、1、2这3种型号），在某些情况下体积显得过于庞大。不过，一旦选定了患者，软件会进行快速查找并定位图像，但使用光激发荧光板时只能逐个查找、逐个定位图像（图像是随机扫描的，而不像固态传感器那样即时显示）。

表1.1　PSPP和SSS的特性比较

	PSPP	CCD或CMOS
多次使用	是	是
可双面成像	是	否
需要"洗片"	是	否
易弯折	是	否
易损	是	否
需要特定定位架	是	是
分辨率	≤20lp/mm	>20lp/mm
体积	薄	庞大
尺寸型号	0–1–2–4–全景–头侧	（0）–1–2

算机显示器如图1.6所示。显示器状态是否完好至关重要（例如，没有显示红色或蓝色色调的缺陷像素）。目前的研究并不确定是否应该为口腔科影像室配备如临床医学影像那种高性能显示器，但显示器的像素密度越高，从图像中可观测到的细节就越多。

用来查看影像的软件可以对影像进行"窗口化调整"（图1.7）。为了查看影像接收器上捕获到的所有信息，人们可以人为动态地改变对比度和亮度。年长的口腔医生一般不愿意改变对比度和亮

光不足，要么重新拍摄，要么在灯箱上读片时增加或减少光线。理想状态下，观片灯的光线应均匀、聚焦，这样才能避免在胶片周围出现光污染，通常可以通过在观片灯上放置一个胶片架以实现这一目的。

如今，数字影像已经可以通过计算机显示器（或平板设备）来显示了。显示器本身必须洁净，应放在光线较暗的地方，以保证不会有过多的光线被反射到显示器上（例如，不要将显示器面对窗户或明亮的光源）。大多数成品计算机显示器可满足口腔影像的读片需求，但要提前校准显示器，常用的影像软件都可以进行显示器的校准，校准后的计

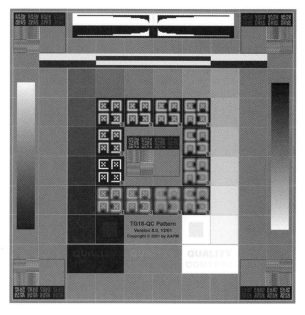

图1.6　校准后的计算机显示器（TG18–QC Pattern version 8.0 12/01，by AAPM）

图1.7　咬翼片"窗口化调整"示例：（a）~（c）显示对比度和亮度的变化，（d）为图像反向处理，（e）为边缘增强，（f）为重新着色。以上为查看影像的软件可能提供的辅助功能的示例。每个图像下面的直方图显示了对比度和亮度的变化

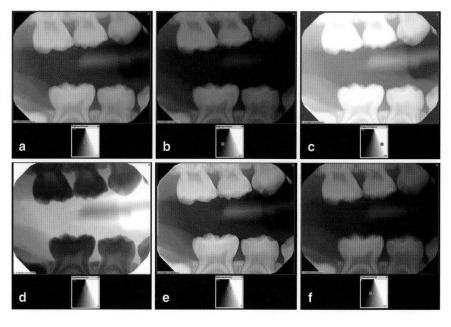

度，因为他们过往接受的是传统胶片的使用培训，习惯于改变曝光参数来改变对比度和亮度，但在曝光后就不能再进行更改了！此外，滤镜也可以辅助使用（例如，边缘增强），但是要注意的是，使用滤镜就意味着会忽略掉一些信息，所以要频繁在使用滤镜和未使用滤镜的影像之间来回切换。影像放大也是有限的，过大可能会使图片变得"像素化"（在图像中可看到的小方块图像），此时便不再适用于进行诊断。在某些情况下，也可将图像进行反向处理，即牙釉质变暗、牙髓变亮。（译者注：可暂简单理解为黑白颜色颠倒）

读片时要保证观看者位于显示器正前方，视线最好不要与显示器成角度，否则可能会导致图像的细节缺失、亮度变化。

在临床医学中使用的是高阶的诊断用显示器，通常显示器像素为500万或800万（价格高达80000美元或更多；1美元约7.23元人民币）。在临床医学中高端显示器是十分必要的。例如，在乳房X线影像中，放射医生必须确保尽可能准确地发现软组织的病理改变，这是生死攸关的问题。

在使用数字影像的查看软件时，正确使用软件非常重要，通常由技术人员安装和定期检查软件。不过这并不意味着当下显示在显示器上的图像，在对比度和/或亮度方面已经达到最理想或最好的状态。动态地使用软件中的各种工具来可视化医生所想看到的内容是非常重要的。例如，人们有时可能不评估牙釉质，仅评估牙龈，那么这时就必须增加亮度，否则看不到牙龈影像。不过，这一操作也同时改变了牙釉质和牙本质的影像，不再适用于诊断牙釉质和牙本质。传统胶片时代的口腔医生和放射医生会认为这样的图片"曝光不足"，因为它太白了。如图1.7所示，动态改变对比度和/或亮度参数可获得最高的诊断收益。当评估牙齿或骨骼中的非透射区时，使用着色工具往往很有用。由于相同材料颜色相同，不同透射度材料颜色不同，据此可以推断出非透射区影像的组成成分。当然，前提是在该X线中可见类似的材料（例如，银汞合金）。

影像的查看软件同样也可以用于对X线影像进行测量。不过，须谨慎使用这一功能，因为在测量长度（例如，牙齿长度）时首先要进行校准，并且还要考虑到牙齿的曲度。

延伸阅读

[1] Arakai K, Fujikura M, Sano T. Effect of display monitors devices on intra-oral radiographic caries diagnosis. Clin Oral Invest. 2015;19:1875–9.

[2] Butt A, Savage NW. Digital display monitor performance in general dental practice. Austr Dental J. 2015;60:240–6.

[3] Cruz AD, MCN C, Aguiar MF, Guimaraes LS, Gomes CC. Impact of room lighting and image display device in the radiographic appearances of the endodontic treatments. Dentomaxil Radiol. 2018;47:20170372.

[4] Iannucci JM, Howerton LJ. Dental radiography. In: Principles and techniques. 4th ed. Amsterdam:Elsevier; 2012.

[5] Whaites E, Drage N. Essentials of dental radiography and radiology. 5th ed. Amsterdam: Churchill Livingstone, Elsevier; 2015.

[6] White SC, Pharoah MJ. Oral radiology. In: Principles and interpretation. 7th ed. Amsterdam: Elsevier; 2014.

第2章　口腔诊疗中的放射防护

Radiation Protection in Dentistry

2.1　放射防护的3项基本原则

正当性原则（Justification）是放射防护的第一项原则。在对患者完成全面的临床检查、回顾既往病史后，再决定患者是否要接受X线检查。只有预期X线检查的收益大于潜在的辐射风险时，才可让患者接受X线检查。也就是说，通过X线检查所获得的信息应当对诊断、治疗或预后的判断产生实质性影响。如果有其他替代的检查方法可以获得相同信息，就不应进行X线检查。在儿童口腔诊疗中，如果儿童无法配合进行放射检查或预期获得的检查效果差、其信息可能不具备辅助诊断的价值，就不应贸然进行放射检查。

限制性原则（Limitation）是放射防护的第二项原则。在不降低图像质量和不影响诊断效果的前提下，患者接收的辐射剂量越少越好。根据此原则，医生在临床实践中应将辐射剂量做到"合理的、可实现的最低剂量（As low as reasonably achievable，ALARA）"原则，这一原则最近也被延伸为"诊断所需的最低剂量（As low as diagnostically achievable，ALADA）"以及"基于适应证和患者个体差异的诊断所需最低剂量（ALADA indication oriented and patient specific，ALADAIP）"原则。

最优化原则（Optimization）是放射防护的第三项原则。在以上两项原则的基础上，应尽可能考虑

获得最佳的影像效果。

图2.1的示例可帮助我们更好地理解这几项原则。图2.1上图示例并未遵循正当性原则。这是一名3岁女孩，临床检查并未发现龋齿，也未发现任何组织肿胀和其他异常情况，但最终却拍摄了曲面体层片，该放射暴露毫无意义，影像显示出的信息只是"正常发育的牙列"，相较临床检查和既往病史的回顾，该影像并未增加任何重要信息。图2.1下图是一名5岁患有猖獗龋的男孩的曲面体层片。在此次拍摄之前，患儿有过一次急诊就诊经历，在那次就诊中患儿拔除了右侧第二乳磨牙。因为龋损已经造成了感染和脓肿，曲面体层片中显示的信息对诊断结果及治疗方案会产生重要影响，因此本次影像拍摄符合正当性原则。

2.2　口腔和临床诊断性放射检查的辐射剂量

如果想要了解什么是辐射剂量（Radiation dose），我们必须先搞清楚吸收剂量（Absorbed radiation）、等效剂量（Equivalent radiation）和有效剂量（Effective radiation）这3个定义（图2.2）。有效剂量用来对比不同的诊断性放射检查以及每年收到的天然背景辐射。不同的大陆和地区每年的天然背景辐射剂量存在差异，范围为$1500 \sim 8000\mu Sv$（表2.1）。

© Springer Nature Switzerland AG 2019
J. Aps, *Imaging in Pediatric Dental Practice*,
https://doi.org/10.1007/978-3-030-12354-3_2

如表2.1所示，为常见口腔和临床诊断性放射检查的有效辐射剂量。表内数据可用于比较不同的口腔和临床诊断性放射检查与每日天然本底辐射。每日天然本底辐射剂量取决于居住的区域，在 $4 \sim 22\mu Sv$ 之间波动。

与放射治疗相比，以上这些诊断性放射检查的辐射剂量都很低。诊断性放射检查的辐射剂量永远不可能造成"确定性效应（Deterministic effect）"，因这些剂量远远低于该效应的阈值（100mGy）。不过，诊断性放射检查的辐射剂量也存在引发癌症的风险，只不过由于癌症的发生不存在阈值剂量，故其发生风险完全取决于概率，也就

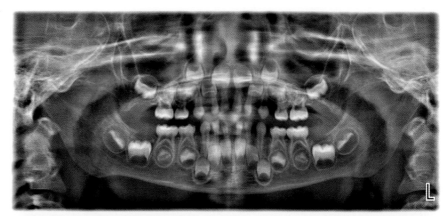
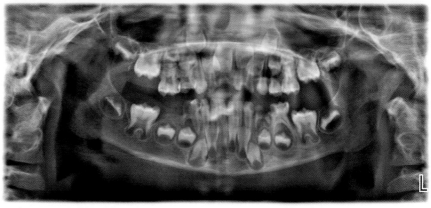

图2.1 上图为一名完全健康的3岁女孩的曲面体层片。下图为一名有拔牙史和猖獗龋的男孩的曲面体层片

吸收剂量	等效剂量	有效剂量
"D"	"H"	"E"
与每单位质量组织的**吸收能量值**有关	与**放射线的类型**有关，每种放射线类型对应着不同的权重因子（W_R）： ❖ W_R X-rays=1 ❖ W_R alpha rays=20	与**暴露于辐射的组织或器官**相关，每种放射线类型对应着不同的权重因子（W_T）：所有器官和组织的权重因子之和=1
单位：戈瑞（Gray, Gy）（=J/Kg） 1Gy=100rad（旧单位）	单位：希沃特（Sievert, Sv） 1Sv=100rem（旧单位）	单位：希沃特（Sv）
	H的计算： H=$W_R \times D$	E的计算： E=$H \times W_T$

图2.2 吸收剂量、等效剂量和有效剂量的定义

表2.1　常见口腔和临床诊断性放射检查的有效辐射剂量

X线检查	有效剂量（E）mSv	有效剂量（E）μSv
咬翼片/根尖片	0.0003 ~ 0.022	0.3 ~ 22
曲面体层片	0.0027 ~ 0.038	2.7 ~ 38
上颌殆片	0.008	8
头颅侧位片（口腔）	0.0022 ~ 0.0056	2.2 ~ 5.6
后前位颅片	0.02	20
头颅侧位X线片（临床）	0.016	16
后前位胸片	0.014	14
侧位胸片	0.038	38
头颅CT	1.4	1400
胸部CT	6.6	6600
腹部CT	5.6	5600
上下颌CT	0.25 ~ 1.4	250 ~ 1400
钡餐检查	1.5	1500
钡灌肠检查	2.2	2200
CBCT（小/中视野）	0.01 ~ 0.67	10 ~ 670
颅面CBCT（大视野）	0.03 ~ 1.1	30 ~ 1100

表2.2　不同诊断性放射检查的潜在暴露风险

检查类型	潜在风险
以30岁成年男性患者为基准，接受各种口腔和临床X线检查引发致命的放射性恶性肿瘤的风险综合评估	
咬翼片/根尖片（70kV，圆形遮线筒，D速胶片）	1/1000000
咬翼片/根尖片（70kV，矩形遮线筒，F速胶片或数字影像接收器）	1/10000000
曲面体层片	1/1000000
上颌殆片	1/2500000
头颅侧位片（口腔）	1/5000000
后前位颅片（临床）	1/1000000
头颅侧位X线片（临床）	1/2500000
后前位胸片	1/1430000
侧位胸片	1/540000
头颅CT	1/14300
胸部CT	1/3000
腹部CT	1/3500
上下颌CT	1/80000 ~ 1/14300
钡餐检查	1/13000
钡灌肠检查	1/9100
上下颌CBCT（中小视野）	1/2000000 ~ 1/30000
颅面CBCT（大视野-正颌）	1/670000 ~ 1/18200

表2.3　辐射风险评估中的年龄因素

年龄	发展为致命癌症的风险倍增因数
<10岁	×3
10 ~ 20岁	×2
20 ~ 30岁	×1.5
30 ~ 50岁	×0.5
50 ~ 80岁	×0.3
>80岁	×0（忽略不计）

是我们常说的"随机性效应（Stochastic effect）"。表2.2列出了不同的诊断性放射检查的潜在暴露风险（以30岁成年男性为基准）。表2.3列出了计算不同年龄时应考虑的风险倍增因数，从表中我们可以发现儿童的潜在风险高于成人。这是由于儿童有丝分裂细胞更活跃，而且儿童的期望寿命也更长，使得肿瘤有足够的时间发展。我们必须记住，表2.2中的这些数字只是预估值。这就是所谓的"放射风险线性无阈模型（Linear non-threshold model for radiation risk）"。［译者注："确定性效应"可以理解为接触到高剂量放射线后，人体出现的一系列生物学效应（例如，皮肤红斑、头发脱落、白内障、生殖系统损伤等），它们的严重程度取决于放射暴露剂量的大小和持续时间，而且是要达到一定阈值才会产生的。与"确定性效应"相对的是"随机性效应"，"随机性效应"的发生概率与辐射剂量成正比，但是其严重程度与辐射剂量无关（例如，癌症或遗传影响等）。"线性无阈模型"是指辐射剂量与致癌风险呈线性关系，但不存在安全阈值，也就是说模型中任何辐射剂量都会增加致癌的风险，即使辐射剂量非常小，也会存在致癌的潜在风险。但该模型仍然存在争议］

与此同时，我们也必须记得，任何生活环境中都存在自然辐射，作为个体我们始终会暴露于一定的电离辐射下。"辐射兴奋效应理论（Hormesis theory）"的支持者基于此认为，接触少量的辐射实际上可以训练身体中的细胞更好地应对高剂量的辐射。〔译者注：辐射兴奋效应理论（Hormesis theory）认为对于某些生物，一些毒性物质（例如，辐射和热应激等）可以在适当的剂量范围内刺激生物体的自我修复和适应机制，从而增强其生理和免疫功能〕

下方蓝色文本阐释了有关电离辐射与生物组织的相互作用，可作为附加阅读信息以供参考。

电离辐射对生物组织造成损伤的2种途径：

一束入射光子可以引起肌体内水分子的电离和激发，从而形成过氧化氢和自由基（H⁺和OH⁻），这是电离辐射对细胞的间接影响。这种影响会引起细胞分子损伤。这些变化在皮秒（译者注：1皮秒=10^{-12}秒）内即可发生，随之伴有两种结果：要么细胞发生自发修复（可能是修复为不同类型的细胞，例如纤维化），要么引发细胞中DNA或RNA的突变（再生），随后可能导致细胞的其他生物学反应，从而致畸甚至细胞死亡或患者死亡。这些生物学反应要数分钟至数十年不等。人体70%～85%由水组成，因此这些间接反应大多数情况下都会发生。在细胞有丝分裂的M期和RNA合成的G2期，人体细胞对电离辐射最为敏感。DNA合成的G1期，敏感性似乎有降低趋势，S期敏感性进一步降低。

根据Bergonie和Tribondeau定律，放射敏感性最高的细胞包括有丝分裂活性高的细胞、具有高有丝分裂倾向的细胞、未分化的细胞。该文献中列出了高度、中度、低度辐射敏感性器官的分类。肌肉和中枢神经系统属于抗辐射组织。唾液腺属于低度敏感组织，但其几乎存在于所有口腔放射检查的放射线范围中。甲状腺属于中度敏感组织，应始终保护其不受主要放射线照射。儿童甲状腺位于下颌附近，因此在获取口颌面部影像时会受到比人们想象得更多的辐射。

另一种对生物组织造成损伤的途径是电离辐射对细胞的直接作用。入射光子可直接引起细胞DNA、RNA以及蛋白质的变化。这种相互作用要数皮秒至数分钟的时间，然后会发生2种可能：自发修复或发生突变。突变会继续引发细胞中的生物学反应，后续可能会致畸甚至细胞死亡或患者死亡。同样，这些生物学反应要数分钟至数十年不等。

2.3　儿童放射投射指南

不同地区的指南并不相同，欧洲儿童牙科学会（EAPD）和美国儿童牙科学会（AAPD）均已发布了这一主题的指南和建议供大家参考。

EAPD指南中列出了选择使用X线放射检查的标准。这些标准中既包括客观的临床症状（例如，深牙周袋、临床可见的龋洞、肿胀等），也包括病史方面的信息（例如，疼痛史、牙齿异常的家族史等）。但无论如何我们应始终牢记正当性原则。如果没有临床症状或既往史的提示，那么就没有适当的理由进行放射检查。EAPD指南强调指出，应基于患者的具体情况做出有关X线拍摄的个体化决策。例如，EAPD建议高龋风险患者每12个月拍摄咬翼片，而低龋风险患者可结合患者的年龄间隔24～36个月拍摄咬翼片。EAPD还建议进行口内X线片拍摄时使用更灵敏的影像接收器和矩形遮线筒，以减少儿童受到的辐射。

自1981年起，AAPD每年都在其手册中引用美国牙科协会（ADA）的建议（ADA最新修订的指南是2012年发布的）。简而言之，只有在进行彻底的临床检查以及对患者的牙齿和病史进行评估后，才能进行放射检查。基于以上检查结果，再考虑到个体差异，医生具体评估决定使用哪一种拍摄方式、拍摄数量以及拍摄X线片的频率。只有当预期影像诊断结果的收益对患者有利，并预判患者能够配合进行拍摄时，才可以拍摄X线片（正当性原则）。AAPD关于为婴儿、儿童、青少年和有特殊医疗保健需求者拍摄口腔X线片的指南中，也提出了"合理的、可实现的最低剂量（ALARA）"原则的建议：采用遮线筒，恰当应用防护，使用灵敏的影像接收器。AAPD指南中对咬翼片筛查龋齿的建议与EAPD略有不同：AAPD能接受的拍摄X线片的频率比EAPD高一些。但基本原则是一样的，拍片策略必须根据患者的个体基础信息来决定。

除了不同地区的各自规定之外，关于放射线拍摄的建议还来自很多组织，例如"慎拍影像联盟（The Image Gently Alliance）"（https://www.imagegently.org/About-Us/Campaign-Overview），这一联盟由医学放射学专业人员发起，旨在使放射医生和技师意识到，对儿童而言，有时减少剂量并不会影响图像质量。"慎拍影像联盟"成立于2006年，是儿童放射协会的一个分委会，成立后一直与其他专业协会和学院保持着联系，旨在提高医护为儿童拍摄影像时减少辐射剂量的意识，并对可减少剂量的时间节点做出具体指导。

以下内容摘自"慎拍影像联盟"的网站（https://www.imagegently.org/About-Us/The-Alliance）：

> "慎拍口腔X线片运动"通过向口腔专业人员和父母阐释有关辐射安全的最佳做法，以提高儿童拍摄口颌面部影像的安全性和有效性。该运动得到了美国牙科协会、美国口腔颌面放射学协会和其他口腔专业团体的支持，并与儿童放射安全联盟（Alliance for Radiation Safety in Pediatric Imaging）进行合作，根据正当性原则和ALADA原则，制订了一个"六步计划（Six Step Plan）"，提高人们对儿童口腔放射学所需特殊考虑的认识。

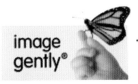 The Image Gently Alliance

延伸阅读

[1] American Dental Association Council on Scientific Affairs. Dental radiographic examinations: recommendations for patient selection and limiting radiation exposure; 2012.

[2] Espelid I, Mejare I, Weerheijm K. EAPD guidelines for use of radiographs in children. Eur J Paediatr Dent. 2003:40–8.

[3] Graham DT, Cloke P, Vosper M. Principles of radiological physics. 6th ed. London: Churchill Livingstone, Elsevier; 2016.

[4] Hendee WR, Russell Ritenour E. Medical imaging physics. 3rd ed. Hoboken: Wiley-Liss; 2002.

[5] Iannucci JM, Howerton LJ. Dental radiography. In: Principles and techniques. 4th ed. Amsterdam: Elsevier Saunders; 2012.

[6] Mettler FA Jr, Upton AC. Medical effects of ionizing radiation. 3rd ed. Amsterdam: Saunders Elsevier; 2008.

[7] Oenning AC, Jacobs R, Pauwels R, Stratis A, Hedesiu M, Salmon B, On behalf of DIMITRA Research Group. Cone beam CT in paediatric dentistry: DIMITRA project position statement. Pediatr Radiol. 2018;48:308–16.

[8] Whaites E, Drage N. Essentials of dental radiography and radiology. 5th ed. Amsterdam: Churchill Livingstone, Elsevier; 2015.

[9] White SC, Pharoah MJ. Oral radiology. In: Principles and interpretation. 7th ed. Amsterdam: Elsevier; 2014.

第3章 儿童口腔诊疗中的口内X线投照技术

Intraoral Radiography in Pediatric Dental Practice

口内X线投照技术是指影像接收器位于患者口内，X线机位于患者口外，对准影像接收器进行X线投照。由于这种技术中影像接收器靠近牙齿，因此图像细节最佳，失真程度最低。口内X线投照技术包括3种：平行投照技术、分角线投照技术和殆片投照技术。

3.1 平行投照技术

平行投照技术是指将影像接收器平行于牙齿放置并尽可能地靠近牙齿，拍摄时X线束垂直于影像接收器。按此技术进行拍摄可以获得牙齿及牙槽骨的精确影像。在实际操作中，为了进行准确定位，可以使用定位架辅助摆放X线球管与影像接收器（示例见第1章图1.3）。该技术的优点在于可在口外调整X线球管的摆放位置。如图3.1所示，为理想的上下颌平行投照技术。但是，很显然，受解剖外形限制（例如，腭部的形状、口底高度、下颌隆突等），影像接收器并不能总是与牙齿保持平行接触。平行投照技术还可用于拍摄咬翼片（图3.1）：将影像接收器平行牙齿放置，X线进行垂直投照，可对牙齿的邻面和牙槽嵴进行检查。

如第1章所述，每个影像接收器都要使用与其对应的适合的定位架。全球有多个定位架品牌，最有名的当属Rinn和Hawe Neos。每个国家或地区都有提供类似装置的商家。为了保护影像接收器免受损坏，最重要的是将其稳定地固定于定位架上。例如，光激发荧光板就因为太薄，所以不能使用Rinn XCP传统胶片的定位架，这提示我们要精心挑选大小适合的定位架。如果没有将影像接收器稳定地固定于定位架上，它就会发生移位，影像质量会因此受到影响，有时甚至须重新拍摄。更严重的还可能发生由于定位架的移动而被儿童误吞的意外情况。

© Springer Nature Switzerland AG 2019
J. Aps, *Imaging in Pediatric Dental Practice*,
https://doi.org/10.1007/978-3-030-12354-3_3

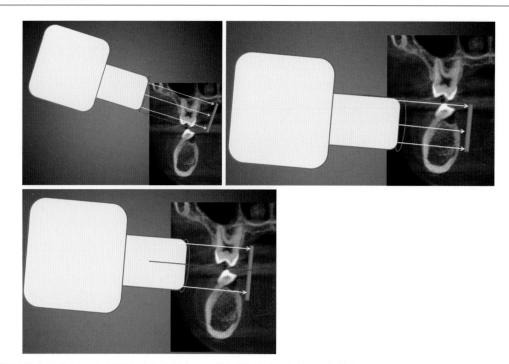

图3.1　平行投照技术示意图：上颌牙齿（左上图）；下颌牙齿（右上图）、咬翼片（下图）

3.2　分角线投照技术

当患者无法配合平行放置影像接收器时，可尝试使用分角线投照技术：将X线束垂直于牙齿长轴与影像接收器长轴之间的假想平分线进行投射。分角线投照技术中，要把影像接收器以一定角度倚靠在牙齿上，由于没有适合的定位架辅助在口外进行定位，这种技术操作起来更为困难。不过现在市面上Rinn的分角仪（BAI）定位架已经可以辅助进行分角线投照，但是也因为使用时患者不适感较大而

使用率很低。图3.2为分角线投照技术的原理示意图，黄色虚线为牙齿长轴与影像接收器长轴之间的假想角平分线。

3.3　殆片投照技术

如果平行投照技术和分角线投照技术都无法拍摄，殆片则是另一种可供选择的方法。使用该技术时最好配合使用光激发荧光板，因为其有多种尺寸可供选择，在口内放置时更容易放置正确的位

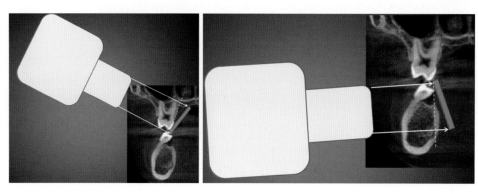

图3.2　分角线投照技术示意图：上颌牙齿（左图）、下颌牙齿（右图）。黄色虚线为牙齿长轴与影像接收器长轴之间的假想角平分线（译者注：此处原文的左右标示有误）

置。2号片适用于乳牙，更大一点的4号片则适用于恒牙。殆片虽不能保证每次都能达到像平行投照技术那样的完美影像，但是仍然可以提供足够的诊断信息。

如图3.3所示，拍摄殆片时应将荧光板放置于殆面上。

3.3.1　上颌殆片

患者在椅子上坐直，殆平面与地面保持平行，将光激发荧光板放置于殆面上，X线球管向下倾斜65°进行投照拍摄。拍摄前牙时，将X线球管置于鼻梁上方，这时可拍出整个上颌（特别是前牙区）的影像。拍摄后牙时，X线投射的角度保持不变，仅将球管调整到待拍摄的一侧即可。图3.3提供了拍摄的具体位置及最终图像。（译者注：拍摄上颌前部殆片时，患者于正中咬合位咬住影像接收器，球管向下倾斜65°对准头矢状面，由鼻骨和鼻软骨交界处射入影像接收器中心。拍摄上颌后部殆片时，影像接收器尽量向后并向被检查侧放置，嘱患者于正中咬合位咬住影像接收器，球管向下倾斜60°，水平角度与被检查侧前磨牙邻面平行，对准被检侧眶下孔的外侧射入，应注意避免X线球管放置过于靠后从而导致颧弓影像与后牙影像重叠。可参考2018年中华人民共和国卫生健康委员会发布《口腔颌面部X线检查操作规范》）

上颌前部殆片适用于拍摄前牙外伤的患者，因外伤时要将影像接收器与前牙平行放置很难。该技术用于检查儿童龋齿的根尖周情况也非常有效。

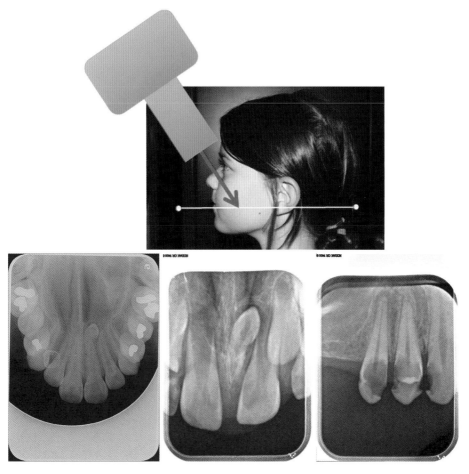

图3.3　标准殆片投照技术（黄线表示殆平面，红色箭头表示X线束与殆平面成65°穿过鼻梁区）。下图为上颌殆片投照的3个示例：左图使用的是4号片，中图和右图使用的是2号片

3.3.2   下颌90°殆片

下颌90°殆片可以用来拍摄口底及下颌骨周围组织的影像，适用于检查下颌骨体部颊舌侧有无膨胀、唾液腺不透射影像以及口底异物的情况。

嘱患者在椅子上坐直，颏部上抬至其殆平面与地面垂直。将光激发荧光板放在殆面上，X线球管垂直于荧光板进行投照，荧光板可横向放置或纵向放置。图3.4为拍摄示例。另一种方法是让患者躺在椅子上，殆平面倾斜至与地面垂直，同样可拍摄出类似影像。

3.3.3   下颌45°殆片

下颌45°殆片可用来拍摄下颌前牙的影像。嘱患者在椅子上坐直，殆平面与地面平行，将光激发荧光板置于殆平面，X线球管以45°向上的角度穿过颏部。相比使用平行投照或分角线投照技术拍摄根尖片，拍摄下颌45°殆片时相对舒适。图3.5为下颌45°殆片的具体示例。

3.3.4   下颌25°～30°殆片

下颌25°～30°殆片对之前技术进行了改进，可

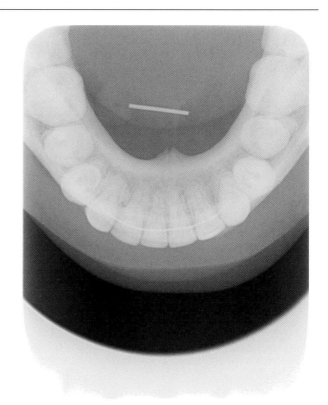

图3.4   下颌90°殆片示例：青少年患者受外伤，1根长约15mm的金属丝进入了口底

用来拍摄下颌后牙影像。患者在椅子上坐直，殆平面平行于地面，嘱患者将头转向对侧，以便X线球管在患者的肩膀和胸部之间获得足够的活动范围。

图3.5   下颌45°殆片示例

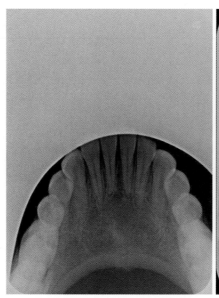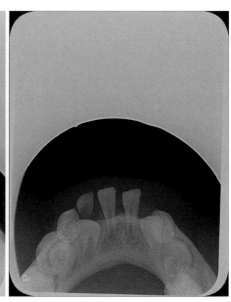

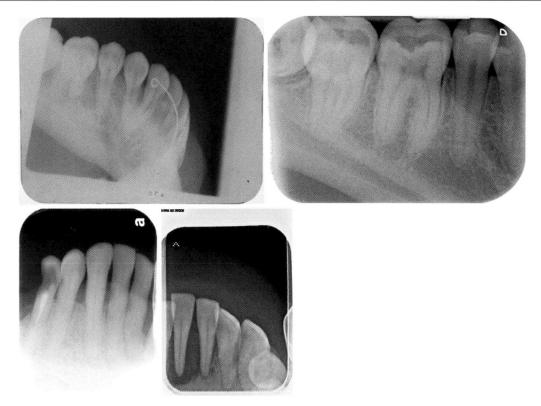

图3.6 下颌25°~30° 殆片示例。上面2张影像为青少年患者，下面2张影像为年龄较大的特殊需求患者

X线球管以25°~30° 的角度向上倾斜。图3.6为拍摄示例。由于在采用该技术时所拍摄的影像很容易出现邻面重叠、伸长和压缩，显然要长期学习训练才能拍摄出良好的影像。但是，对于低龄患者和难以将影像接收器平行于牙齿放置的患者来说，这一技术则非常适合。

晶体传感器并不像光激发荧光板那样有大号的尺寸选择，这意味着拍摄时只能使用固定大小的影像接收器。使用最大尺寸的晶体传感器只能拍到乳切牙，拍不到乳磨牙影像。晶体传感器最容易受损的是数据线，所以必须在拍摄前告知患者不允许咬数据线。光激发荧光板也容易出现咬痕，所以也同样要注意这一点。在下文中会讲到一些延长光激发荧光板使用寿命的简单、便宜的方法。

3.3.5 光激发荧光板的保护措施

进行口内X线投照技术拍摄时，嘱患者咬住荧光板，所以要尽可能减少咬痕和弯折，避免影响成像。笔者发明了一种简单、便宜的方法：可将2个木制压舌板固定于荧光板上（图3.7）。木制压舌板既不会影响成像，又会同时保护荧光板不被患者咬坏。

使用木制压舌板的另一个优点是可以更好地观察到殆平面的倾斜情况。低龄儿童坐在父母腿上进行拍摄时，也可方便父母帮助固位，同时可通过木制压舌板来辅助观察殆平面是否存在倾斜。

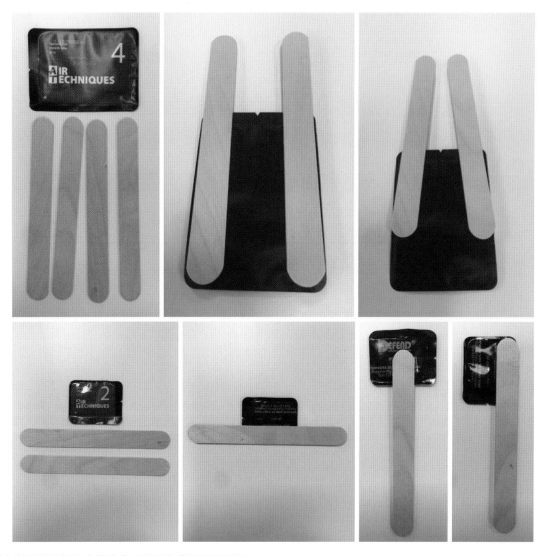

图3.7　用木制压舌板保护光激发荧光板以免其被咬而受损

　　历史上，也曾经尝试过将X线源放置在患者口内，将装有传统胶片的暗盒放置在患者口外面部区进行投照，这样得到的影像成像质量完美，上下颌均可拍摄，操作方便，只要改变X线源在患者口内的位置即可。但由于对下颌成像时甲状腺受到辐射剂量高、对上颌骨成像时眼睛晶状体受到辐射剂量高，该技术已被淘汰。图3.8为拍摄示例，特记录于此。切记！因为这样的方法会对器官组织产生较高的辐射剂量，现在已经不再使用了！

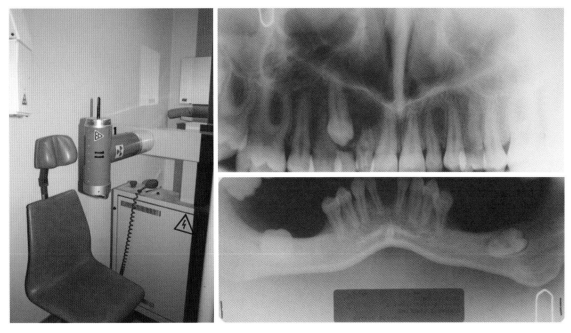

图3.8　左图显示的是将X线源放于患者口内拍摄口腔X线的机器。将X线源放在患者口内，再将装有传统胶片的暗盒放置在患者口外面部区进行投照（现已不再使用此方法）

延伸阅读

[1] Iannucci JM, Howerton LJ. Dental radiography. In: Principles and techniques. 4th ed. Amsterdam: Elsevier Saunders; 2012.

[2] Whaites E, Drage N. Essentials of dental radiography and radiology. 5th ed. London: Churchill Livingstone, Elsevier; 2015.

[3] White SC, Pharoah MJ. Oral radiology. In: Principles and interpretation. 7th ed. Amsterdam: Elsevier; 2014.

第4章　儿童口腔诊疗中的口外X线投照技术

Extraoral Radiography in Pediatric
Dental Practice

口外X线投照技术的影像接收器和X线机均位于患者口外。为了获得理想的图像效果，必须保持X线投射方向与影像接收器的方向一致。口外X线投照方式有两种：第一种X线源和影像接收器都是固定的，即我们常见的平片影像（Plain radiographic image）；第二种X线源和影像接收器同时向相反方向移动，获得断层影像（Tomographic image），这时我们要关注放射线焦点平面（Focal trough）。理想情况下该平面应能覆盖到所有想要观测的口腔组织。本章将就此进行详尽的阐释。

4.1　口腔曲面体层片

口腔曲面体层片有很多不同的称呼。例如，Panorex、Pan、OPG和DPT等。这些都是指同一种技术，结果是同一种影像。

4.1.1　技术细节

拍摄曲面体层片时，X线源和影像接收器同时向相反方向移动，移动时影像接收器要尽可能与患者面部保持接近，这样就可以获得一个由放射线焦点构成的平面，也可以说是一个具有一定厚度的切片，切片的厚度取决于X线束的宽度。X线束越窄，切片就越薄，也就意味着图像更清晰，当然，再薄

也是有限度的。

由于人的头部并不是一个正球体，X线源和影像接收器如果围绕单中心旋转，我们可能无法获得最佳的影像效果。所以应选择多个旋转中心点，尽可能紧密地跟随牙弓的形状。这样来看，曲面体层片影像中放射线焦点平面实际上是一个通过患者头部的三维马蹄形切片，下颌位于放射线焦点构成的平面（焦点区域）中。

有些X线机可以调整放射线焦点构成的平面。不可调的机器则会预设一个固定尺寸，因此价格也会相对便宜一些。但很明显，这样的预设并不合理，如果放射线焦点构成的平面能更好地贴合下颌的形状，影像必然也会更准确。

用于曲面体层片拍摄的X线束是垂直窄光束，可以根据成人或儿童的身高调节光束的高度，在拍摄儿童影像中这种调节十分重要：调节后可减少辐射剂量，避免了头颈部非必要的放射暴露。X线的角度轻微向上倾斜（8°～12°），这就是为什么有时颈部的组织结构或佩戴的物品（例如，忘记摘下的项链）会出现在最终影像中的颏部区域（图4.1）。同时，由于X线束的角度向上倾斜，而不是从正前方通过患者，所以其实不必穿戴防护铅领保护位置较低的甲状腺。如果穿戴防护铅领甚至还会起到相反的效果，有可能会在影像中产生伪影，我们就不得不摘掉防护铅领再重新拍摄，这反而会带

© Springer Nature Switzerland AG 2019
J. Aps, *Imaging in Pediatric Dental Practice*,
https://doi.org/10.1007/978-3-030-12354-3_4

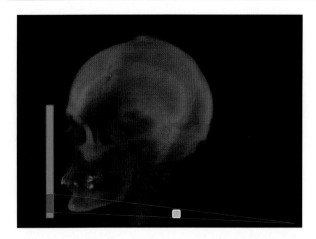

图4.1　倾斜的X线束以及颈部结构投影在颏部的原因：由于X线束是从后向前发射且向上倾斜，因此位于颈部的灰色正方形会在下颌前部投射出阴影。蓝色矩形代表影像接收器，红色矩形代表灰色正方形在影像接收器上的投影，叠加在下颌正中联合的影像上

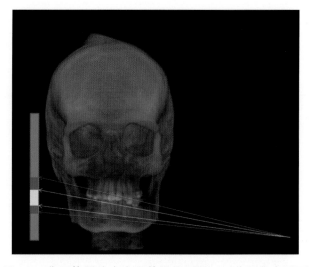

图4.2　曲面体层片中出现伪影的原因：43位于焦点平面（黄色箭头所示为X线源发出的真实射线范围），但33并未位于焦点区域（红色箭头所示的X线源发出的射线范围），很明显，43的影像（黄色矩形）要小于33的影像（红色矩形）。伪影原理适用于解释所有X线源和放射线焦点平面（焦点区域）之间的结构

给患者更高的辐射剂量。因此，最好不要让患者佩戴防护铅领拍摄曲面体层片。不过，首先还是要遵循各地区的法律法规。

　　还需注意，由于X线束的角度倾斜向上，会导致曲面体层片影像整体大约放大1.3倍并引起部分失真；患者体位姿势的差异也可能会导致影像出现不同程度的失真。因此，在曲面体层片上对牙齿长度或骨骼高度进行测量并不准确。

　　最近研发的曲面体层片机器可设置多个放射线焦点平面，以改善影像质量。但是这样并不能弥补患者体位错误以及异物、饰品或拍摄期间移动导致的影像缺陷。此外，尽管增加了放射线焦点平面，患者所受的辐射剂量并未增加。

　　伪影是曲面体层片固有的问题。由于位于X线源和放射线焦点平面之间的物体或结构并未位于聚焦区域，因此其影像会被放大且显示不清晰，由于X线束向上倾斜，影像位置会高于真实位置并出现在对侧。位于影像接收器和放射线焦点平面之间的结构或物体，其成像也不会很锐利、清晰，但其投影区会窄一些并出现在同侧。伪影的形成原理如图4.2所示。另一些解剖学结构（例如，下颌升支）或异物（例如，耳环）都会产生伪影。

4.1.2　拍摄体位

　　如果想获得最佳影像质量，患者的拍摄体位至关重要，每个品牌的具体构造有所不同，因此必须认真阅读并严格遵循厂商的说明书。不同厂商X线束角度可能不尽相同，因此不同机器的患者眶耳平面（Frankfort平面）定位方式也不太一样。如图4.3所示，左侧曲面体层片提示患者颏部过低，导致"微笑影像"（眶耳平面向前倾斜），右侧曲面体层片提示患者颏部过高，导致"悲伤影像"（眶耳平面向后倾斜）。

　　不同厂商的马蹄形放射线焦点平面也不一样，因此患者在机器中的前后位置也有差异。不同机器间唯一相同的就是患者的颅骨正中矢状面必须位于机器的中间且垂直于地面。头部侧向倾斜会导致影像失真增加，因此要正确使用机器提供的辅助设备（例如，颏托和头颅定位架）确保患者在机器中的位置准确。我们要调整患者的脚的位置向前或向后，使患者颈椎处于垂直位，医护人员用手扶住患者的背部，直到其鞋尖与握住手柄的手在同一垂直

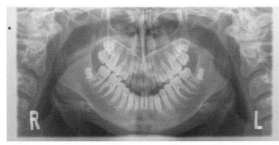

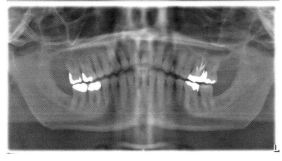

图4.3　左侧曲面体层片提示患者颏部过低，导致"微笑影像"（眶耳平面向前倾斜），右侧曲面体层片提示患者颏部过高，导致"悲伤影像"（眶耳平面向后倾斜）

图4.4　错误拍摄体位示例。（a）颏部过高，头向右偏斜。（b）矢状面中部向右偏斜。（c）颏部不在颏托上，颈部前伸。（d）颏部过高，头向右偏斜，颈部前伸

图4.5　一名4岁男孩拍摄诊断性放射影像的过程。男孩站在小凳上，口腔放射医生正在引导他达到标准拍摄体位

线重合。如果患者此时将扶着把手的手松开，就会向后倾倒，则说明他达到了标准拍摄位置。如图4.4所示，为错误拍摄体位示例。

图4.5演示了当机器的高度与低龄儿童的身高不匹配时如何帮助他们达到标准拍摄体位。如果机器无法再下降，那么儿童就不得不上抬颏部，这时得到的影像就不具备诊断价值。为了解决这一问题，我们可以让儿童踩在脚踏凳上进行拍摄。

4.1.3　患者指引

拍摄曲面体层片时要求患者有一定的配合能力。拍摄时，旋转的机器可能会让一部分患者感到不安或担心。患者还要有理解指令的能力。嘱患者

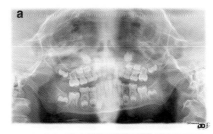

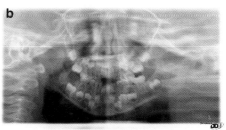

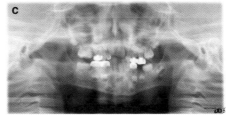

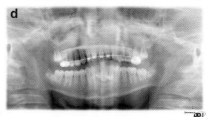

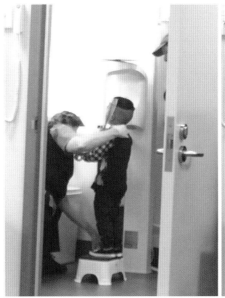

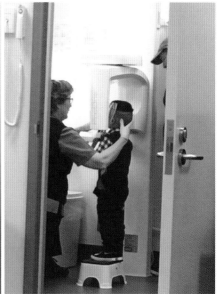

要让牙齿切对切咬在咬合板的横向凹槽内，在牙齿切对切位置时髁突位于关节隆突处（而非关节窝），可更好地观察到下颌髁突。根据说明书要求达到标准体位后，患者应该保持此姿势，双唇闭合，舌头抵住硬腭，因为唇部和舌头会减弱射入的X线，因此这两个动作可以在最终的影像中更好地观察到上颌牙齿的根尖。如果唇部张开，舌头落在口底，在影像上会形成一条水平的暗带，阻挡上颌牙齿的根尖影像（图4.6）。

　　患者还要摘掉头颈部的所有金属首饰、舌环、唇环、鼻环、发夹等。活动义齿和活动矫治器也必须取下来（除非其不含金属成分）。这些金属会导致影像出现伪影，伪影很有可能叠加在重要的解剖标志上，降低曲面体层片的最终诊断价值。

　　在拍摄期间，患者应该始终保持静止不动，不能说话或吞咽。只有在发出明确指令时患儿才可离开机器。这样可以避免过早结束拍摄，也可以避免损伤仪器的机械部件和旋转部件，还可以避免患者的意外损伤。图4.7就是一个很好的例子，患儿在拍片过程中大量移动，导致上下颌影像的严重失真。

4.1.4　曲面体层片上可识别的结构

　　如图4.8所示，曲面体层片中应该能显示出这些软硬组织的标志点，有助于人们从X线片中提取诊

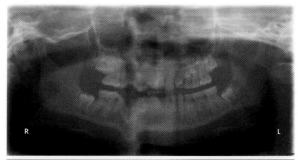
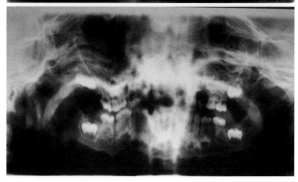

图4.7　低龄儿童的曲面体层片示例。拍摄曲面体层片时，患儿移动会导致影像严重受损

断信息。更重要的是，人们可以从曲面体层片上观测并了解到正常的解剖结构，这样就可以更容易地解释病理或异常的解剖结构了。

4.1.5　曲面体层片遮线筒

　　患者的第一张曲面体层片应包括下颌髁突和下颌支的影像。后续定期复查时，如果不需要这部

图4.6　拍摄时舌头并未抵住硬腭的曲面体层片，在上颌区显示出黑色的条带（箭头所示），遮挡了上颌牙齿的根尖影像

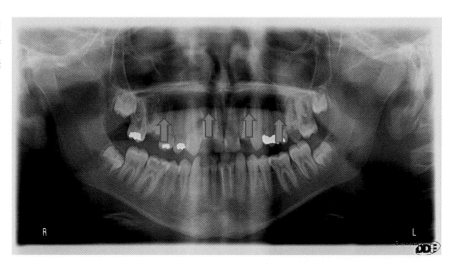

图4.8　曲面体层片上可见的解剖标志点：（1）翼上颌裂，（2）眶下缘，（3）鼻中隔，（4）颧突支柱，（5）硬腭或鼻底实像，（6）硬腭伪影，（7）上颌窦后壁，（8）软腭，（9）舌和软腭间隙，（10）鼻咽间隙，（11）咽部间隙，（12）咽后壁或颈椎前壁，（13）舌，（14）舌骨，（15）下牙槽神经管，（16）下颌髁突，（17）关节隆突，（18）颧弓，（19）会厌，（20）寰椎前突，（21）椎体，（22）张开的唇部，（23）下鼻甲，（24）外耳道，（25）耳垂，（26）鼻腔侧壁或上颌窦内侧壁

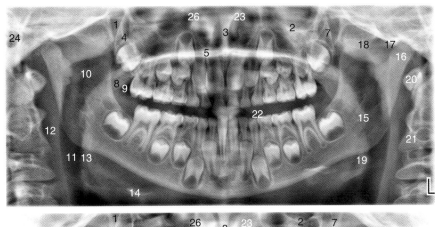

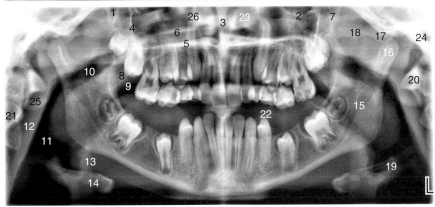

分区域影像，则可以将其排除在外，减少低龄患者受到的辐射剂量。一些机器可以对指定区域进行遮挡。例如，如果医生只需要上颌牙齿或下颌牙齿影像，或上下牙弓前牙区影像时，这一功能就十分有用了（图4.9）。

4.1.6　曲面体层片和口外咬翼片

一些机器可以拍摄所谓的口外咬翼片（Extraoral bitewing radiograph），有文献表明这是口内咬翼片很好的替代方法，特别是当患者不能拍摄口内咬翼

图4.9　缩小拍摄视野后，曲面体层片的3个示例（courtesy of Dr. Marc Jeannin）

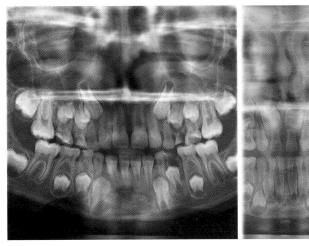
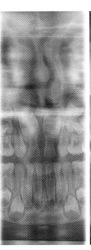
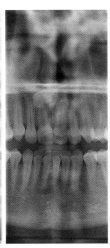

片时。但是笔者认为，它们应被称为口外根尖片（Extraoral periapical radiograph），这些影像显示的信息比传统咬翼片要多得多（图4.10）。当然，最

重要的还是按说明达到患者的标准拍摄体位，才能获得最好的影像，减少邻面影像重叠。

曲面体层片都有些许失真和放大，因此不能被可靠地用于测量距离。由于不同厂商的机器存在差异，因此失真的程度也是不同的。如上文所述，患者的体位是最重要的，对影像的质量和失真、放大的情况都有影响。同时，软组织和气道间隙的阴影与骨折线影像类似，使诊断更具有挑战性。

如果想要把传统胶片类曲面体层机拍摄的胶片转化为数字影像，只须购买一台全景光激发荧光板扫描仪。可以保留形成影像的暗盒，但要拆除暗盒前闩锁处的增感屏。将胶片曲面体层机改装成晶体传感器的机器是不可能的，即便可能成本也会非常昂贵。

至2019年，全世界制造全景光激发荧光板扫描仪的厂商已经所剩无几。

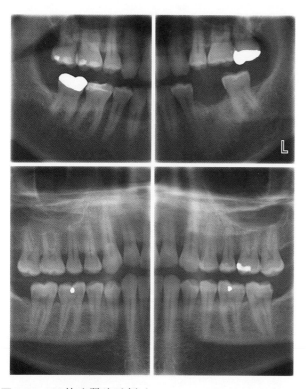

图4.10　口外咬翼片示例（courtesy of James Hughes, Planmeca, USA）

4.2　头影测量片

头颅侧位片（Cephalometric radiograph）经常用于正畸和正颌外科手术的方案制订中，要使用特定的X线机，可以提供可重复的头颅侧位影像。这种可重复性非常重要，因为颅骨中的一些特定结构

（尤其是蝶鞍）需被当作标志点，证实生长发育的过程和疾病或手术带来的影响。

因此，口腔头颅侧位片的拍摄要十分精准，头颅定位架（Cephalostat）可以帮助患者达到标准体位。将头颅定位架的耳塞调至与患者外耳道口平齐，将两侧耳塞分别放进外耳道口内，使颅骨的矢状面垂直于地面，鼻托可以确保患者的头部处于自然位置。在拍摄过程中嘱患者咬在正中咬合位。

一些厂商研发了快速成像技术，只需要1秒就可以拍摄完毕，减少患者移动造成的伪影。其他的厂商采用从前向后或从后向前进行头颅扫描，通常需要数秒，在拍摄过程中伪影增加的概率更高。一些机器配备X线遮线筒，适合用于正畸、不需要枕骨或颅骨影像或数据的情况，可减少患者受到的辐射剂量。

正畸分析及正颌手术分析时会使用到软组织外形轮廓的信息，因此头颅侧位片要能显示出面部、颈部的软组织影像。按照拍摄惯例，影像中患者应面向右侧。

医用头颅侧位片（临床）与口腔头颅侧位片是不一样的，医用头颅侧位片（临床）拍摄时不使用头颅定位架，因此不具备可复制特性。

头颅定位仪可旋转，旋转后可进行其他方向的头颅X线片拍摄：头颅前后位片、头颅后前位片、

头颅颏下–颅顶片，也允许对这些片子的角度进行一些微调。由于锥形束计算机断层扫描（CBCT）可以很容易地重现以上这些角度的影像，随着CBCT的使用增加和普及，以上提及的这些技术大多已被淘汰。

有兴趣的读者可参阅正畸和正颌的教科书学习头影测量的参考点，这些内容不在本书的讨论范围内。图4.11为头颅侧位片上的一些重要标志点。在正畸评估中这些标志点不一定都会被用到，但在进行评估解剖结构和病理分析时它们都很重要。

4.3　下颌骨侧斜位片

许多人并未留意该投照技术，但其在儿童口腔影像中绝对占有一席之地，经验丰富的医护可利用这一技术提供非常优质的诊断信息。不过要强调的是，要拍出良好的下颌骨侧斜位片要经过长期的学习和练习。

使用该技术要配备内含光激发荧光板的硬质暗盒和口内X线机。电压设置为65kV或70kV，曝光时间为0.16秒。不可弯折影像接收器，否则会导致图像严重失真从而无法进行诊断。

将暗盒放置在患者待拍摄侧，与患者的鼻部和脸颊保持接触（图4.12）。暗盒至少要有一部分被置于下颌下方，随后患者要将头转向暗盒侧，这样在颈椎和下颌后缘的中间就会形成一个类似"钥匙孔"的腔隙。将带有圆形X线遮线筒的X线设备垂

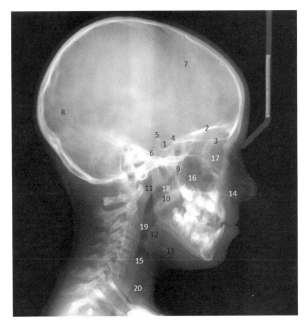

图4.11　未校准的11岁骨性Ⅲ类反殆男孩头颅侧位片上的解剖标志点：（1）蝶鞍点，（2）眶上缘，（3）前颅窝底，（4）前床突，（5）后床突，（6）蝶窦内斜坡，（7）额顶缝，（8）顶枕缝，（9）翼上颌裂，（10）软腭，（11）鼻咽后壁，（12）舌，（13）舌骨，（14）前鼻棘点，（15）会厌，（16）上颌窦，（17）眼眶和筛窦，（18）鼻咽，（19）口咽，（20）喉和气管

直对准暗盒（钥匙孔处），中央X线束沿殆平面运动。可以唇部作为指引寻找殆平面。正常情况下最终影像会呈现为一个完美的圆形，如果最终图像是椭圆形的，说明X线束未垂直于暗盒。这种技术只能作为患者无法配合拍摄曲面体层片或根尖片/咬翼片时的替代拍摄方法。

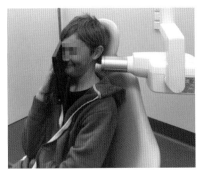
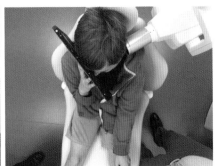
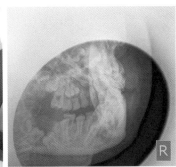

图4.12　左图为X线束垂直于暗盒（暗盒紧贴患者鼻部和脸颊）的示例。中图为暗盒与X线机位置的俯视图。右图为一名自闭症患者因萌出障碍而拍摄的下颌骨侧斜位片

　　一直以来几乎很少有人使用下颌骨侧斜位片，但它其实很适用于儿童和特殊需求患者。但如果未能经常练习，可能很难熟练掌握这一投照技术。操作时最重要的是确保将暗盒紧贴患者的脸颊和鼻部，将X线束垂直对准暗盒。这种技术也可以应用于全身麻醉操作中：将暗盒固定在患者头部，不用安排人员扶持（根据放射防护原则，患者以外的人员不应暴露于大量辐射中）。拍摄时要考虑到影像可能失真，特别是当X线束不能垂直于暗盒投照时更容易发生此现象。

4.4 　锥形束计算机断层扫描

4.4.1 　技术细节

　　正如该投照技术的名字所言，这项投照技术中的X线束是锥形的。X线仅围绕患者头部旋转一次（单次旋转），影像接收器在患者头部对侧进行同步移动，最终会整体获得一圆柱体影像。而多层螺旋CT（MSCT，也被称为医用CT）是分段拍摄，其X线束是扇形的，要围绕患者进行多次旋转（见第5章）。

　　拍摄CBCT时，必须首先确定旋转轴的位置，以便使待拍摄组织的影像位于扫描中心，而这一点在MSCT技术中则无法实现。

　　有一些CBCT仪器可对其拍摄视野和/或扫描部位的大小进行调节，不过对临床医生来说，更重要的是拍摄范围能够完全覆盖到想要详细了解的区域。这就是说，如果欲了解的面积小，理想的拍摄视野就应该小一些，反之亦然。如果选用了大视野CBCT，受设计所限，有一些仪器不允许调节其视野，因此拍摄时X线的覆盖面积就有可能远超过了应覆盖的组织面积。

　　不同厂商生产的仪器各不相同。一些仪器会安装一把椅子（例如，Morita Accuitomo 170），另一些仪器则并未安装椅子（例如，Planmeca 3D Max）。如果仪器未安装椅子，患者可站立着拍摄或坐在凳子上/坐在轮椅上进行拍摄。很显然，即使仪器本身装有椅子，该椅子也不应该干扰到机器的工作过程。在装有椅子的仪器中，只要把患者带到正确位置即可，使X线旋转轴穿过待拍摄区域的中心。在未安装椅子的机器中，仪器的C型臂将绕着患者的头部进行旋转移动，以确保旋转轴的位置正确。这两类仪器拍摄产出的最终图像是相似的。

　　与曲面体层片相比，拍摄CBCT时患者的眶耳平面（Frankfort平面）没那么重要，因为后期可以对图像总体进行再次调整。这并不是说患者可以任何姿势进行拍摄，拍摄视野还是应尽可能与待拍摄区域重合（ALARA，见第2章），因此仍然要对患者进行相对准确的定位。

　　我们平常所说的定位像就是用来检查机器的定位效果的。选用低辐射剂量进行侧位和前后位X线片拍摄，在二维方向上显示视野的大小，并确定待拍摄区域是否被完全包含在拍摄视野中。

　　此外还要留意图像的分辨率。要在为患者拍摄之前就确定好分辨率。此处要强调的是，分辨率越高，辐射剂量就越高，照射时间也越长。这要求拍摄者在设置分辨率时必须与拍片的目的相匹配。例如，根管治疗的分辨率要求较高（例如，76μm），而牙根吸收或萌出模式检查时，较低的分辨率（例如，200μm）就足够了。

　　一些厂商允许改变机器的旋转弧度，例如从360°旋转变更为180°旋转。这将大约减少50%的辐射剂量，且不影响图像质量。这一点可应用于儿童成像（见第2章）。

　　最重要的是，在拍摄过程中，患者必须保持静止不动，运动伪影会影响图像质量从而影响诊断效果（图4.13）。

图4.13 一名10岁男孩拍摄CBCT质量欠佳的示例，拍摄时患者双脚发生了晃动

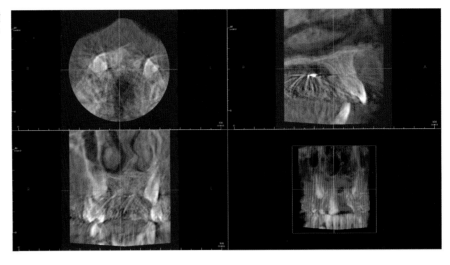

4.4.2 图像细节

CBCT是三维图像，由体素（Voxels，像素的体积或图像元素的体积）组成。体素大小决定了图像的分辨率。体素越小，图像的准确性就越高，细节就越充分。

读片时可从以下3个平面进行观察：水平面、冠状面和矢状面（图4.14）。操作者可在这3个平面上对图像进行浏览，以分别了解在这3个平面的具体图像。大多数软件会同时提供三维重建结果。三维重建很少直接用于诊断，但在某些病例中有助于更好地将解剖结构或病理组织可视化。

完成图像拍摄后，读片者应对图像进行再次调整，以便在所有3个平面上都能看到图像的最佳效果（例如，将前鼻嵴及后鼻嵴连线调整为与地面平行）。这一步骤完成之后，再调整图像的对比度和亮度，以确保图像细节的最佳效果。这并不是说之后不能再更改对比度和亮度，也不是说每个读片者的最佳选择都应该一样，毕竟每个人都有自己偏好的参数选择。在3个轴面动态滚动光标，对病理组织和/或异常解剖结构进行检查。这一步骤也被称为分页观察或以电影模式分层浏览图像。由于在3个平面上都有大量图像细节，人们可以随时观察某一具体结构以及它们在具体断面的详细信息。要强调的是，如果某一轴向发生了改变，整个断面都会改变（非轴面的断面），能够同时检查其他2个轴面用处非常大。

可进行三维重建是CBCT及其口腔诊疗应用的典型特征：在图像的水平面切片上绘制一条带有焦点槽的线，然后，软件可通过这条线进行垂直切割，创建横向或横截面切片（图4.14）。切片的宽度以及切片之间的距离都可进行更改。对于三维全景重建，我们应谨慎解读，因为图像中根本看不到焦点平面以外的东西，就像在真正的曲面体层片中一样，很模糊。这就是说，可通过增加切片厚度（射线总量）来对厚一些的颅骨切片进行检查（图4.15）。可以使用全厚度射线进行头颅侧位片的重建。不过我们应该知道，由于颅骨中多个结构的叠加，这些全厚射线和图像会受到解剖噪声的负面影响。

由于CBCT图像为各向同性体素，所以在CBCT上进行测量较为准确：各处体素的宽度、深度和高度是相同的，它允许以分辨率为基准进行精确测量［例如，如果一个CBCT图像设置的分辨率是$200\mu m$，牙齿测量长为20mm，那么最终测量值即为（20 ± 0.2）mm］。

关于CBCT，我们要知道以下几点：

- 不同的软组织之间无法进行区分。软组织的对比效果差，呈现出来都是均匀的灰色，举例来说，我们无法区分出淋巴结、唾液腺和肌肉。这一点

图4.14　CBCT的典型图像：3个轴面的图像和一个三维重建的图像（上图）。中图为同体积重建的曲面体层片。下图为部分横断面图像

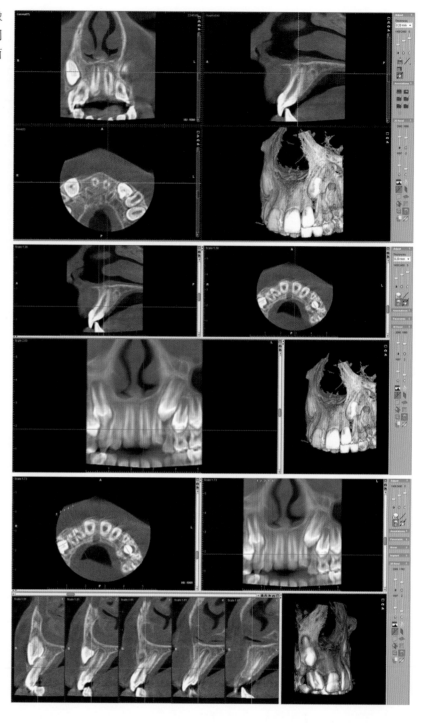

导致我们无法用CBCT对软组织进行病理诊断，但其对骨和牙齿的评估则非常有用。不过，如果在颊侧移行沟处放置棉卷，或要求患者在扫描过程中做出鼓腮动作，也能对牙龈进行很好的观察。这两个小技巧都能将颊部和牙龈分开，从而得以在CBCT中对牙龈厚度进行测量。

- 放射阻射材料（例如，牙胶尖或金属）会在轴面产生条纹样图像。这一点很重要：在评估根充后牙齿是否存在根折时要熟悉这一原理——轴平面图像中的黑色条纹类似于骨折线。

- 对拍摄区域之外的不透光物体（例如，耳环、不锈钢冠）也需予以重视：X线束作用下这些不透光物体可能会形成轴向的条纹伪影。这提示我们，应当嘱患者摘除头颈部区域的所有金属首

图4.15　图4.13所示患者的1mm薄切片图像（左图）与10mm厚切片图像（右图）的对比

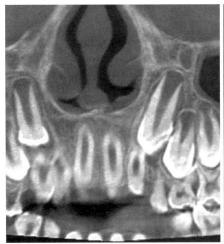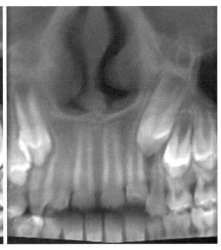

饰，包括舌环、唇环、鼻环以及发夹。此外，活动义齿或正畸矫治器也必须取下，除非它们不含金属成分。

- 由于视野和曝光参数没有统一标准，几乎无法对不同CBCT机器的辐射剂量进行比较。关于辐射剂量和CBCT的各种说明应始终谨慎解读，因为不同研究中使用的机器类型对研究结果有很大影响。

目前一些医生存在过度使用锥形束计算机断层扫描（CBCT）的情况，过度使用的原因之一在于医生只考虑到了图像的视觉效果，而忽视了辐射剂量及其潜在影响。视觉效果对患儿及其父母来说固然很有说服力，但图像质量本身并不应成为低龄儿童拍摄CBCT的理由。正如放射防护的3项原则（见第2章）阐释的那样，始终应当遵循"正当性—限制性—最优化"原则。只有当采用三维信息会对诊断和/或治疗方案产生明确影响时，使用CBCT才是合理的。仅出于对临床检查和二维影像中得到的信息进行确认目的，并不是合理化使用CBCT的理由。

我们还应该知道的事实是，目前厂商和/或监管机构并没有打算对CBCT装置的曝光参数和视野进行标准化，因此很难确认哪种CBCT机最适合儿童口腔科。首先，当试图使辐射剂量尽可能低时，视野的大小可能是最重要的因素。其次，还有一种方法，即通过减少旋转半径减少辐射剂量。与此同时，我们也要牢记最优化原则，因为如果需要高细节的图像，由于较高的mA和较长的曝光时间设置，辐射剂量也会更高。换句话说，正当性原则将决定是否需要CBCT，具体情况将决定需要什么样的分辨率。基本上，CBCT与任何其他电离辐射照射的原则没有区别：正当性—限制性—最优化（见第2章）。

4.4.3　关于辐射剂量的考虑

越来越多的口腔诊所已购置了CBCT，在口腔领域也已得到了广泛的应用。尽管如此，我们不应忘记，CBCT的辐射剂量毕竟高于传统的二维X线片（表2.1）。当然，这并不是说CBCT不可用于儿童口腔科，当传统的二维图像不足以为复杂的牙槽损伤、特定的萌出障碍及牙髓并发症等提供足够诊断信息时，均可使用CBCT进行拍摄。

在考虑辐射剂量和是否应使用CBCT时，要记住以下这些"黄金法则"：

- 辐射剂量与仪器电流强度之间存在正线性关系。

电流强度为5mA时患者吸收的辐射剂量是10mA时的1/2。

- 辐射剂量与照射时间呈正线性关系。如果暴露时间增加1倍，辐射剂量也会增加1倍。

- 辐射剂量与图像分辨率之间存在正线性关系。分辨率与曝光时间密切相关，因此400μm图像分辨率的辐射剂量仅为200μm图像分辨率的1/2。

- 电压值对辐射剂量的影响是指数级的，这就是说，改变kV值不一定会导致辐射剂量的巨大变化。

不过，我们还是应该始终牢记ALADA原则，因此脱离诊断需求，单纯追求低辐射剂量是不可取的。

如本章前文所述，由于不同的厂商使用的是不同的曝光参数：mA、kV、曝光时间、分辨率和视野，因此很难对来自不同CBCT机的已公布的辐射剂量数据进行比较，就患者的辐射剂量而言，也很难回答哪种机器更好或更差。要想回答这一问题，首先必须知道并理解放射学的原理，还必须熟悉所使用仪器的特性。可以调节曝光参数，但应谨慎进行。大多数情况下我们倾向于按厂商的标准设置进行操作，是因为这些设置能保证产生清晰的图像。不过这并不是说，为了减少儿童的辐射剂量，在诊断所需阈值不改变的情况下，这些参数一点都不能被改变。

延伸阅读

[1] Goulston R, Davies J, Horner K, Murphy F. Dose optimization by altering the operating potential and tube current exposure time product in dental cone beam CT: a systematic review. Dentomaxillofacial radiology. 2016;45:20150254.

[2] Graham DT, Cloke P, Vosper M. Principles of radiological physics. 6th ed. Amsterdam: Churchill Livingstone, Elsevier; 2016.

[3] Hendee WR, Russell Ritenour E. Medical imaging physics. 3rd ed. Hoboken: Wiley-Liss; 2002.

[4] Iannucci JM, Howerton LJ. Dental radiography. In: Principles and techniques. 4th ed. Amsterdam: Elsevier Saunders; 2012.

[5] Mettler FA Jr, Upton AC. Medical effects of ionizing radiation. 3rd ed. Amsterdam: Saunders Elsevier; 2008.

[6] Oenning AC, Jacobs R, Pauwels R, Stratis A, Hedesiu M, Salmon B, on behalf of DIMITRA Research Group (http://www.dimitra.be). Cone-beam CT in pediatric dentistry: DIMITRA project position statement. Pediatr Radiol. 2018;48:308–16.

[7] Pauwels R, Seynaeve L, Henriques JCG, de Oliveira-Santos C, Souza PC, Westphalen FH, Rubira-Bullen IRF, Ribeiro-Rotta RF, Rockenbach MIB, Haiter-Neto F, Pittayapat P, Bosmans H, Bogaerts R, Jacobs R. Optimization of dental CBCT exposures through mA reduction. Dentomaxillofacial Radiology. 2015;44:20150108.

[8] Ribeiro Nascimento HA, Almeida Andrade ME, Gomes Frazao MA, Nascimento EHL, Ramos-Perez FMM, Queiroz Freitas D. Dosimetry in CBCT with different protocols: emphasis on small FOVs including exams for TMJ. Braz Dent J. 2017;28(4):511–6.

[9] Rottke D, Patzelt S, Poxleitner P, Schulze D. Effective dose span of ten different cone beam CT devices. Dentomaxillofacial Radiology. 2013;42:20120417.

[10] Theodorakou C, Walker A, Horner K, Pauwels R, Bogaerts R, Jacobs R, The Sedentexct Project Consortium. Estimation of pediatric organ and effective doses from dental cone beam CT using anthropomorphic phantoms. Br J Radiol. 2012;85:153–60.

[11] Whaites E, Drage N. Essentials of dental radiography and radiology. 5th ed. Amsterdam: Churchill Livingstone, Elsevier; 2015.

[12] White SC, Pharoah MJ. Oral radiology. In: Principles and interpretation. 7th ed. Amsterdam: Elsevier; 2014.

第5章 儿童口腔诊疗中的其他放射检查技术

Additional Imaging Techniques in Pediatric Dental Practice

本章介绍了几种前几章未曾提到过的放射检查技术及相关仪器。虽然这些技术在前几章中未被提及，但并不意味着我们不必使用这些机器和技术。只是大多数这类设备在私人口腔机构并不常见，有些技术要求特训过的放射医生来操作，有些又过于昂贵，只能在医院中使用。不过，儿童口腔医生还是应该对这些技术有所了解，毕竟部分患有全身疾病的患者仍然要使用这类成像技术进行检查诊断。像前几章一样，本章中这些技术每种都有其应用范围、适应证以及禁忌证。

5.1 多层螺旋计算机断层扫描

1973年，Godfrey Housefield先生发明了计算机断层扫描技术（CT）。后来为了提高图像质量和患者的舒适度，又做了很多改进。Willi Kalender教授对多层螺旋计算机断层扫描技术（MSCT）的发展做出了重要贡献。通常多层螺旋计算机断层扫描技术也被简称为"多层螺旋CT"，此CT与我们第4章中所讨论的锥形束计算机断层扫描技术（CBCT）有很大的不同。多层螺旋CT使用的是一个狭窄的扇形光束，围绕患者旋转，光束旋转的同时，影像接收器在患者的对侧对图像进行捕捉。患者同时会以快速和缓慢的速度在X线区域中移动。如果患者快速移动，分辨率会低一些，切片会厚一些（被称为大

螺距）；如果患者缓慢通过X线区域，切片就会薄一些（被称为小螺距），分辨率也更高一些（最高350μm，目前CBCT的分辨率为70μm）。但是，我们要明白，分辨率越高，辐射剂量也就越大。拍摄多层螺旋CT要求患者躺在平台上保持完全不动，随后平台会移入环形架（Gantry）中。

编写本章内容时，第四代CT已经开发面世。X线球管在静止的影像接收器环内旋转，因此也被称为静止–旋转扫描式CT（Stationary–rotate geometry scanner）。仪器中包含多达40000个连续排列成圆环的独立影像接收器，缩短了扫描的时间。以往可能需要数分钟，如今短短数秒就已足够，这也减少了图像中的运动伪影，对临床场景非常适用。然而，由于患者在机器中的移动速度过快，可能会影响图像的分辨率；降低速度可以增加分辨率，但又会增加辐射剂量。因此，要放射医生/团队根据具体的待检组织做出必要的权衡。图5.1所示为CT扫描仪的示例。

MSCT（多层螺旋CT）对软、硬组织成像均较理想，由于其曝光参数的设置和具体算法都是标准化的，因此医生可以获取待评估组织类型的精确信息。MSCT软组织分辨率较CBCT要好得多，可以对多种软组织进行区分。MSCT还可以以Hounsfield为计量单位，使用Hounsfield可以在评估病变或组织性质时做出更精细的诊断。表5.1为以Hounsfield为单

© Springer Nature Switzerland AG 2019
J. Aps, *Imaging in Pediatric Dental Practice*,
https://doi.org/10.1007/978-3-030-12354-3_5

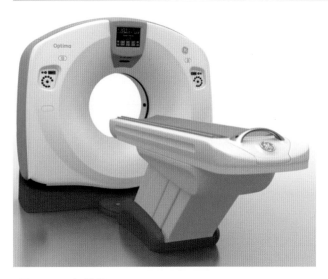

图5.1 CT扫描仪

表5.1 软硬组织的CT值（以Hounsfield为单位）

组织	CT值
皮质骨	+1000
新鲜血液（创伤和出血）	+200
肌肉	+50
大脑：白质	+45
大脑：灰质	+40
脑脊液	+15
水	0
脂肪	−100
肺	−200
空气	−1000

位的不同组织情况。

显然，由于其辐射剂量较高，多层螺旋CT（MSCT）并不能常规用作口腔放射检查，举例来说，检查含牙囊肿或根尖周囊肿时并不会常规使用MSCT。但是，如果因严重外伤可能存在颅内出血风险的患者，应在事故发生后立即进行多层螺旋CT检查，因为CT图像可以同时显示出血情况，凭这一点就有可能及时挽救患者的生命。

MSCT在病理诊断中作用很大，患有全身疾病或组织已发生病理改变（包括硬组织和软组织）的儿童将十分受益（例如，腹部、脑部肿瘤）。

MSCT的典型有效剂量为2000～16000μSv，对比来看，曲面体层片的辐射剂量在24μSv左右，CBCT为5～500μSv，MSCT并不适合常规用于儿童口腔诊疗。MSCT辐射剂量较高的主要原因是MSCT的电流强度（mA）值明显高于CBCT或二维影像。

混合成像系统是将MSCT与其他成像方式［例如，正电子发射断层扫描（PET-CT）和单光子发射计算机断层扫描（SPECT-CT）等］结合在一起，用于对癌症的诊断和随访。操作时患者会被注射一种放射性药物（例如，^{18}F-2-fluoro-2-deoxy-D-glucose或锝-99m），放射性药物发出的射线会被特殊的仪器捕获。实际上，患者也会释放辐射，并且一定时间后仍然具有放射性。随着放射性药物指数级衰减，将精确记录从开始注射放射性同位素到被仪器采集的这段时间。当患者注射药物后，要谨慎避免与其他人接触并正确处置排泄物。把PET或SPECT的图像与MSCT图像合并，可以准确地识别出受影响的器官和/或病变程度（这也被称为功能性成像）。CT灌注是用于可视化功能性血流量的技术，很明显，以上这些成像技术超出了本书的讨论范围。

口腔诊所内显然无须使用医用CT；不过，儿童口腔医生还是应该对这项技术有足够的了解，以便知道何时转诊患者。大多数情况下，要求多学科合作（例如，儿科、肿瘤科、耳鼻喉科等）。儿童常见的口腔疾病不需要医用CT。在医院内工作的儿童口腔医生可能更易接触到要求做医学CT检查或CT和MRI检查相结合的患者（见下文）。

5.2　磁共振成像

最初MRI被称为核磁共振成像（NMR），但是很容易误导大众MRI使用了核能，所以医学界后将其更名为磁共振成像（MRI）。MRI这项技术并没有使用电离辐射，而是利用了氢原子在高能磁场中运动轨迹会受到影响的原理，也正是因此被称为磁共振成像。

MRI将患者置于一个非常强大的磁场中（1.5T或3T），比地球的磁场（约0.5μT）高出数百倍。氢原子（质子）可以看作是带正电、随机旋转的陀螺，这个磁场会影响人体内的氢原子运动。在高能磁场作用下，氢原子开始以特定的方向、速度和幅度旋转。由于体内不同类型组织的氢含量不同，不同类型的组织就会产生不同的信号。关闭磁场时，氢原子就会重回静息状态，恢复速度取决于组织。使用特定软件可将这些恢复状态转换成不同灰度值的图像，据此对不同软组织进行区分。MRI是软组织和软组织病变的首选成像技术。富含氢原子的组织会产生强烈的信号（例如，唾液腺是明亮的白色），而氢原子含量低的组织信号强度也比较弱（例如，皮质骨是黑色的）。

实际应用中有多种MRI序列可供选择，不同的序列产生不同的组织影像。在T1序列中，脂肪发出高信号（白色），而水分则发出低信号（黑色）；而在T2序列中，水分会发出高信号（白色），脂肪同样是高信号。除此之外，还有一些其他的特殊MRI序列，例如自旋回波序列、液体衰减反转恢复序列（FLAIR）、短时反转恢复序列（STIR）和快速自旋回波序列（TSE）。

图5.2为MRI设备示例。与MSCT设备有一些相似之处，但如上文所述，它们的技术原理完全不同。当进入医院的MRI区域时要注意，必须禁止携带任何具有磁性的物质进入磁共振检查室及其周围，因为这会伤害到患者和机器。由于MRI中的磁场比地球的磁场高出数百倍（赤道附近为30μT，两极为70μT），剪刀、氧气罐和金属推车等物体都会

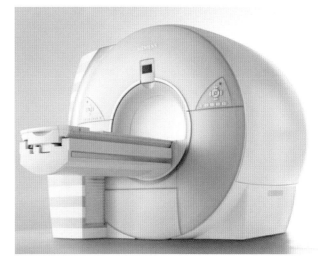

图5.2　西门子磁共振仪（Siemens网站提供）

被巨大的力量吸到机器上。这样的事故的的确确发生过，因此进入MRI机器周围区域时，必须注意防范。声音和视觉类警示标志应始终保证在位，确保来访者知晓此区域存在的潜在危险。

儿童口腔诊疗中，如果患者有软组织病变（例如，舌下囊肿）、影响肌肉和/或关节盘的颞下颌关节紊乱症状，就很适合进行MRI检查。颞下颌关节紊乱的MRI影像能在关节间隙中清晰地看到关节盘（关节盘显示为低信号，因为关节盘组织中的氢原子不像肌肉组织中那么丰富）。

要注意的是，磁共振仪会发出咚咚的响声（有时会超过95分贝，此时要为患者佩戴耳塞或耳机）。这可能会让一部分患者感觉害怕，有时还要为患者注射镇静剂。幽闭恐惧症是另一个在拍摄中会遇到的问题，面罩（电磁圈）放在患者面部时，有的患者会产生幽闭恐惧倾向，这也可能导致要为患者镇静。

5.3　超声成像

超声成像是另一种不使用电离辐射的放射检查手段。与磁共振成像相比，这种检查的设备更便宜（数千美元和数百万美元的差别）。超声成像在妇

产科（OBGYN）使用得最多，可为子宫内未出生的胎儿进行图像检查。超声成像利用的原理是探头内压电晶体产生的超声波，探头不仅能发射超声波也能接收超声波。图5.3中为线阵探头和弯头探头示例。

音速受介质的可压缩性影响（即声阻抗），在刚性材料（这些材料对压缩具有更高的抵抗力）中传播更快；在液体和气体中的传播较慢（液体和气体更易被压缩）。反射在超声成像中极其重要，因为声波会在组织的边界发生反射。反射过小或根本不反射的组织或病变不会产生"回声"，这两种情况分别被称为低回声或无回声；能反射声波的组织或病变会产生回声，被称为回声或高回声（高信号或白影）。

各种软组织有其特定的特征。例如，健康的唾液腺组织表现为均匀的灰色回声，肌肉组织则表现为低回声。当超声波到达两种不同声阻抗组织的边界后，一部分超声波会被反射回来，而另一部分将会穿透组织。

如果是出于诊断性目的，超声成像的频率需介于2.5～40MHz。超声频率是由探头发出的，须保持探头与软组织接触，空气是不良介质，因此必须使用偶联剂（凝胶）确保探头与软组织保持良好的接触。如果在口内使用超声，可以用唾液或凝胶作为偶联剂。

超声波的频率会影响其穿透深度：频率越低的超声传播得更深，频率越高的穿透得越浅。但高频超声的图像分辨率高于低频超声。

彩色多普勒是一种特别的超声检查，可用于血管成像，有助于鉴别病理现象（例如，肿瘤内血管增生）或用于评估组织的愈合（例如，皮瓣术后或复杂正颌手术后检查血液流动情况）。

这项技术非常依赖于操作者，因为施加到探头上的不同压力会产生不同的影像，故操作者如果发生变化，施加在患者组织的压力也会变化，产生的图像就会不同。但话说回来，超声检查对患者没有任何危害，可以根据需要随时重复进行检查。

在儿童口腔领域，超声成像十分适用于患有唾液腺疾病（例如，涎石、腮腺炎）、肌肉问题和淋巴结肥大（淋巴腺病变）的患者。不过由于要经过特定培训，在口腔科并不常使用，超声检查常用于专科医院或私人专科诊所。

如图5.4所示，一名腮腺肿胀青少年患者的超声影像。口腔检查后未发现导致肿胀的牙源性原因，随后使用造影剂（Omnipaque 350）进行唾液腺造影，对腮腺进行评估检查。由于患者主诉咀嚼肌疼痛，同时对咀嚼肌也进行了超声检查，以排除可能导致相同症状的肌肉问题或任何其他病理情况，最终该青少年被诊断为腮腺炎，然后通过血液检查进行了证实。

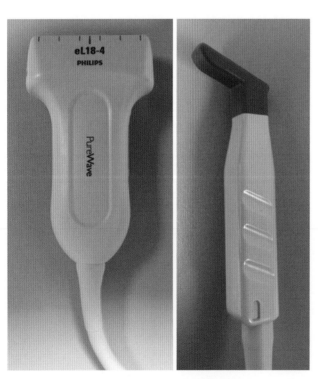

图5.3　飞利浦线阵探头（左图为传统线阵探头，右图为弯头探头，可对口腔内颊部或舌部进行检查）

图**5.4**　左图为使用Omnipaque 350进行的右侧腮腺造影（前视图），显示患者左侧的单侧面部肿胀与牙齿无关，该图清晰地显示出了面部肿胀和腮腺扩张。该患者面部单侧肿胀后被诊断为腮腺炎，右图为该患者右侧咬肌（A处）的超声检查（图像）显示，腮腺（B处）表现正常，皮肤（C处）也正常

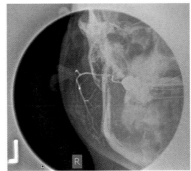
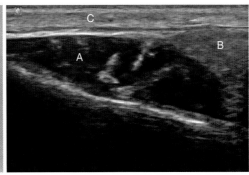

延伸阅读

[1] Armstrong P, Wastie M, Rockall A. Diagnostic imaging. 6th ed. Oxford: Wiley-Blackwell; 2009.

[2] Graham DT, Cloke P, Vosper M. Principle and applications of radiological physics. 6th ed. Edinburgh: Churchill Livingstone; 2011.

[3] Hendee WR, Russell Ritenour E. Medical imaging physics. 3rd ed. Hoboken: Wiley-Liss; 2002.

[4] Mettler FA Jr, Upton AC. Medical effects of ionizing radiation. 3rd ed. Amsterdam: Saunders Elsevier; 2008.

[5] Multislice CT, Baert AL, Knauth M, Sartor K. Diagnostic imaging. In: Medical radiology. 3rd ed. Berlin: Springer; 2009.

[6] Whaites E, Drage N. Essentials of dental radiography and radiology. 5th ed. Amsterdam: Churchill Livingstone, Elsevier; 2015.

[7] White SC, Pharoah MJ. Oral radiology. In: Principles and interpretation. 7th ed. Amsterdam: Elsevier; 2014.

[8] Wolters Kluwer MM. MDCT physics. In: The basics. Philadelphia: Lippincott Williams & Wilkins; 2009.

第6章　儿童口腔诊疗中偶然发现的异常影像

Incidental Radiographic Findings in Pediatric Dental Practice

本章介绍了儿童口腔诊疗过程中众多偶然发现的异常影像，也说明了掌握可靠的诊断技能在区分正常与异常的解剖结构以及病变方面至关重要。异物是儿童口腔诊疗中面临的另一类阻碍，尤其是一些阻碍放射成像的异物，通常必须由耳鼻喉医生用鼻腔镜检查才能确定这些卡在鼻腔内的异物是玩具碎片还是硬币或耳环。有时发现这些异物时，它们可能已经在体内待了数月或数年了。作为儿童口腔医生，我们的思路要尽可能地开阔，儿童很可能会将我们意想不到的东西放入他们的耳朵、鼻部或唇部。其中最严重的是误吸入异物导致喘鸣音，甚至窒息。临床情况下，通过仔细的临床检查以及合理的放射检查可以解决大部分主诉问题。

本章中的图片下方通常会备注提供图片的同事姓名，如果未署名，则为本书笔者拍摄，或由笔者从其工作过的不同院校（比利时根特大学、美国西雅图的华盛顿大学、澳大利亚珀斯的西澳大学）门诊收集而来。

图6.1～图6.16都是偶然发现的影像示例，对于治疗计划和治疗有时有影响，有时无明显影响。

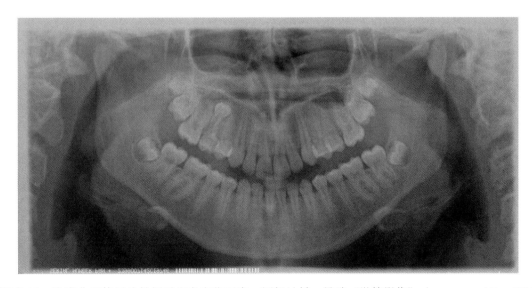

图6.1　倒置的15。注意曲面体层片拍摄时患者定位不当，颏部过低，导致"微笑影像"（courtesy of Dr. Hilde Beyls, Belgium）

图6.2　下颌右侧前磨牙区及中切牙间的多生牙（图6.3）

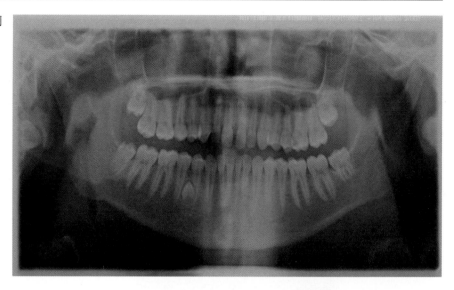

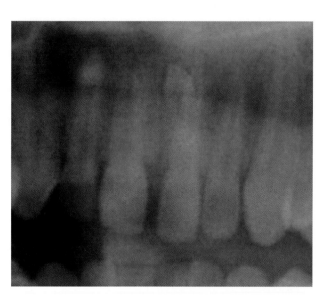

图6.3　图6.2所示曲面体层片的中切牙间多生牙的截图（courtesy of Dr. Hilde Beyls，Belgium）

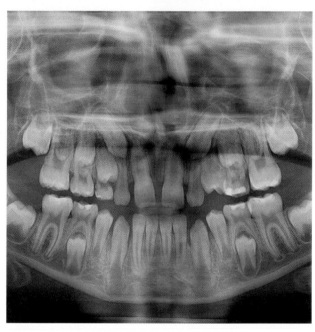

图6.4　上颌侧切牙先天缺失，广泛咬合磨耗（courtesy of Dr. Marc Jeannin，Belgium）

图6.5　33埋伏阻生，上颌侧切牙及下颌第三磨牙先天缺失。注意43牙根部的弯曲以及下颌右侧异常的磨牙间隙，这提示可能存在小的含牙囊肿。另外，要注意上颌乳尖牙的伪影。由于埋伏的下颌尖牙影像并未被放大，可能与已萌出的切牙以及前磨牙位于同一平面或偏颊向一些（courtesy of Dr. Veronique Noens，Belgium）

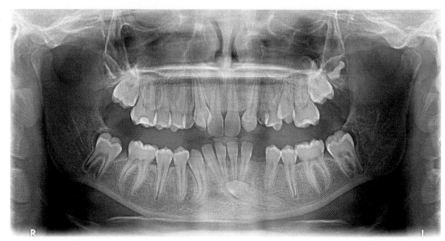

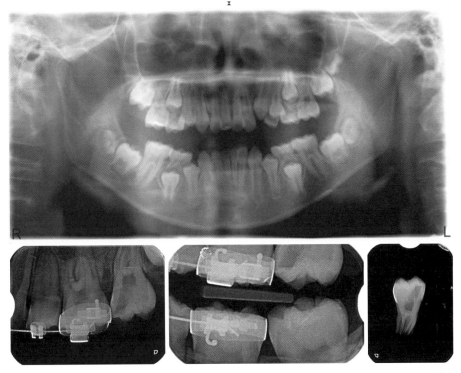

图6.6 曲面体层片以及患者正畸治疗过程中的随访影像显示，2|存在萌出前冠内吸收。根尖片以及咬翼片可以更好地显示冠内影像。最右侧为患牙拔除后的影像，未发现牙冠外部缺损（courtesy of Dr. Wouter Van den Steen，Belgium）

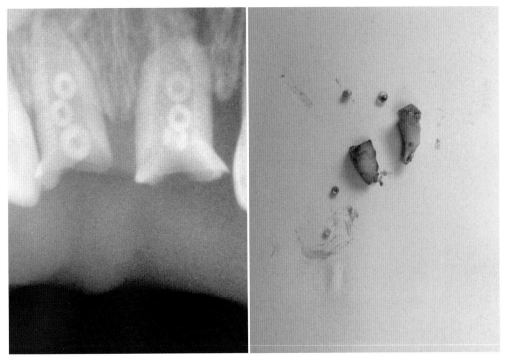

图6.7 这张根尖片是在乳中切牙残根被拔除前拍摄的殆片（殆平面平行于地面，X线束与殆平面成65°向下拍摄）。图中可以很明显地看到，患儿2颗牙齿的根管内被小珠子塞满了（courtesy of Dr. Elise Sarvas，USA）

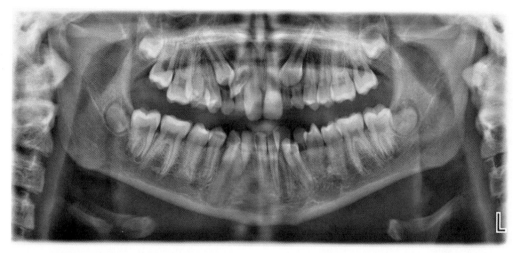

图6.8　为检查上下颌牙齿萌出问题拍摄的曲面体层片。可以观察到，22先天缺失，12牙内陷，43偏舌侧萌出（图像中该牙齿的影像被放大了），33颊侧萌出。可见与13相比，23影像被放大了，提示23更偏向腭侧

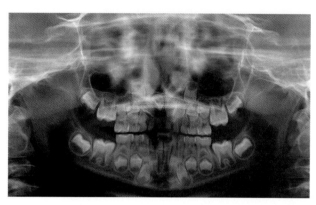

图6.9　为检查6岁男孩上颌牙齿萌出问题拍摄的曲面体层片。可以观察到，11水平阻生，同侧上颌侧切牙近中旋转了90°（courtesy of Dr. Tracey Takenaka，USA）

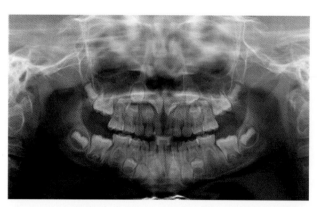

图6.10　这张曲面体层片是发现了图6.9的问题后，为其双胞胎6岁女孩拍摄的。11、21都发生了水平向及近中向的旋转。然而，本病例也没有后续随访记录（courtesy of Dr. Tracey Takenaka，USA）

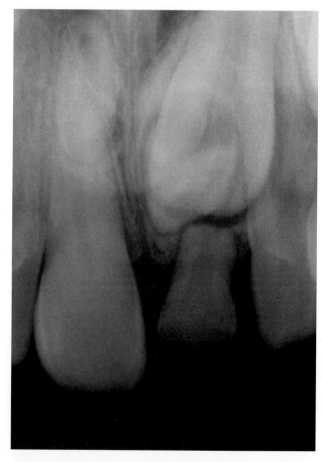

图6.11　拍摄这张根尖片是因为这名11岁男孩21明显迟萌。除了中切牙埋伏阻生以及滞留的乳牙以外，还可见3颗多生牙：1颗位于上颌右侧，另2颗位于中线左侧。当这些多生牙被手术拔除后，恒牙自发萌出

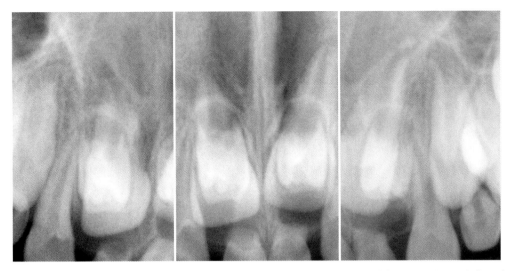

图6.12 一名8岁女孩因上颌中切牙萌出异常而拍摄了中间这张根尖片。图中可见2颗多生牙，对已经发育正常的中切牙造成了阻碍。随后又从不同的水平角度拍摄了另2张X线片［移动球管或平行投照或SLOB（舌腭侧同向移动、唇颊侧反向移动）］来评估这些多生牙相对于中切牙的颊舌向位置。这些多生牙都跟随X线同向移动，说明它们的位置都是更偏向舌侧。在这个病例中还发现：其下切牙区也有多生牙，这是在准备拔除上颌多生牙前拍摄CBCT发现的（courtesy of Dr. Filip Van der Borgh, Belgium）

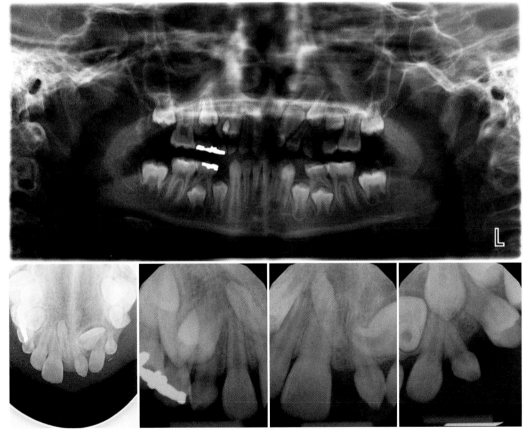

图6.13 一名9岁男孩由于在21的位置萌出了一颗过小牙故而进行曲面体层片的拍摄。曲面体层片显示，21倒置，且萌出方向朝向鼻底。进一步检查发现，多生牙与11的牙根重叠。追加拍摄了根尖片以及标准的上颌殆片发现，上颌右侧的多生牙相对于中切牙更偏腭侧，且未萌出的21存在牙根弯曲，13和14存在易位。这个病例要求儿童口腔科与正畸科合作，且要与患儿及其家长沟通，确保充分回应家长的问题和预期

图6.14 为评估牙齿萌出状况以及生长发育状况拍摄曲面体层片。上颌窦以及翼上颌裂处可见2处阻射影像。进一步检查发现，鼻中隔处的影像较正常组织的阻射性增强，左侧鼻腔内橄榄形的阻射影像看起来像是一枚硬币。头颅侧位片显示，硬币卡在后鼻孔附近的鼻底处，要请耳鼻喉医生会诊才能取出异物。临床照片显示，硬币已经发生了腐蚀，细菌在此聚集，可见这枚硬币已经出现在患者鼻腔内很长时间了（courtesy of Dr. Bernard Friedlander, USA）

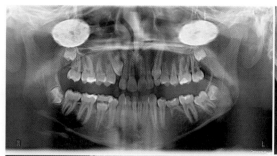
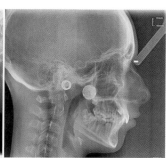
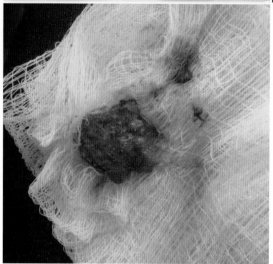

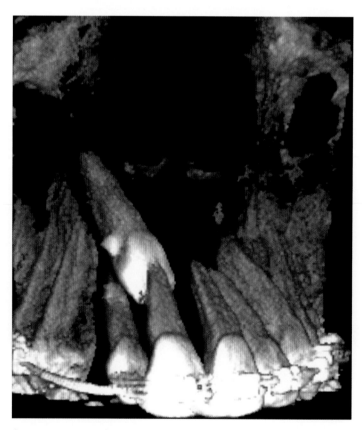

图6.15 小视野CBCT三维重建显示，13远中面存在一釉珠。由于尖牙未正常萌出，常规的二维影像无法提供具体原因，故而进行CBCT拍摄

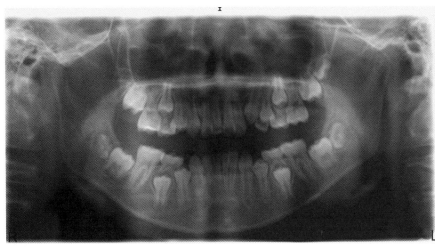
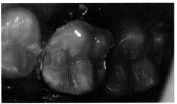
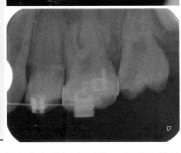

图6.16　该曲面体层片拍摄于正畸治疗开始前，目的在于排除有无萌出异常。27疑似存在萌出前冠内吸收，之后的随访中临床检查以及根尖片都确证了这颗牙齿存在非龋性缺损：这是一种典型的由破骨细胞被激活后导致的无症状病理过程，机制尚不清楚，但在报道中约旦及土耳其人的人群患病率达到了8%～15%。如果考虑到受累牙齿数量，患病率则变成了0.62%～3.5%。通常是单颗牙受累，最常见是第二磨牙、第三磨牙受累。在一些文献中，这种情况被称为萌出前龋，但将这一名称用于描述该情况并不准确，因为龋坏是与细菌有关的疾病，但这些牙齿的情况并非如此（courtesy of Dr. Wouter Van den Steen，Belgium）

对放射影像进行准确评估十分重要。如果怀疑患者鼻腔中有阻射性异物时，相比于直接将患者转诊去做MRI检查，先进行鼻腔镜检查可能是一个很好的选择。有时要耳鼻喉医生和儿童口腔医生合作。耳鼻喉医生也许并不了解如何阅读口腔X线片，因此我们可能要帮助他们对影像进行适当的读片和解释。本章的病例也表明，多学科合作制订治疗计划非常重要，尤其是埋伏多生牙确诊后要进行复杂的外科–正畸联合治疗时。此时儿童口腔医生可作为多学科临床团队的协调者，因为他/她是全面了解治疗计划不同步骤最适合的人，同时又能关注到患者的口腔卫生状况和饮食习惯。关于更精细、更高级的放射检查技术（例如，医学CT），虽然本章并未提及其使用细节，但有时儿童口腔医生要将患者转诊到放射医生处并为他们提供足够的相关影像资料，以便放射医生决定为患者使用哪种技术。

延伸阅读

[1] Al-batayneh OB, GA AJ, EK AT. Pre-eruptive intracoronal dentine radiolucencies in the permanent dentition of Jordanian children. Eur Arch Paediatr Dent. 2014;15:229–36.

[2] Avsever H, Gunduz K, Karakoc O, Akyol M, Orhan K. Incidental findings on cone-bean computed tomographic images: paranasal sinus findings and nasal septum variations. Oral Radiol. 2018;34:40–8.

[3] Edwards R, Altalibi M, Flores-Mir C. The frequency and nature of incidental findings in cone-beam computed tomographic scans of the head and neck region: A systematic Review. JADA. 2013;144(2):161–70.

[4] Lenzi R, Marceliano-Alves MF, FRF A, Pires FR, Fidel S. Pre-eruptive intracoronal resorption in a third upper molar: clinical, tomographic and histological analysis. Austr Dental J. 2017;62:223–7.

[5] Lopes IA, RMA T, Handem RH, ALA C. Study of the frequency and location of incidental findings of the maxillofacial region in different fields of view in CBCT scans. Dentomaxillofacial Radiology. 2017;46:20160215.

[6] MAR K, Pazera A, Admiraal RJ, Berge SJ, Vissink A, Pazera P. Incidental findings on cone beam computed tomography scans in cleft lip and palate patients. Clin Oral Invest. 2014;18:1237–44.

[7] O'Sullivan JW, Muntinga T, Grigg S, JPA I. Prevalence and outcomes of incidental imaging findings: umbrella review. BMJ. 2018;361:k2387.

[8] Oser DG, Henson BR, Shiang EY, Finkelman MD, Amato RB. Incidental findings in small field of view cone-beam computed tomography scans. JOE. 2017;43:901–4.

[9] Timucin A. Management of hidden caries: a case of severe pre-eruptive intracoronal resorption. J Can Dent Assoc. 2014;80:e59.

[10] Warhekar S, Nagarajappa S, Dasar PL, Warhekar AM, Parihar A, Phulambrikar T, Airen B, Jain D. Incidental findings on cone beam computed tomography and reasons for referral by dental practitioners in Indore City (M.P). J Clin Diagn Res. 2015;9(2):ZC21–4.

第7章 儿童口腔诊疗中常见的异常影像

Common Dental Anomalies in Pediatric Dental Practice

本章介绍了在儿童口腔诊疗过程中常见的多种牙齿发育异常的影像，这些病例未被收录于第6章中。这些影像拍摄时采用了前述的各种技术，同时也对其进行了鉴别诊断，帮助读者熟悉前述不同成像技术实际的临床效果。固然本章不可能囊括所有的发育异常，但可以对影像有一个直观的印象，并能了解从这些图像中可获得哪些具体的信息。

本章中的图片下方通常会备注提供图片的同事姓名，如果未署名，则为本书笔者拍摄，或由笔者从其工作过的不同院校（比利时根特大学、美国西雅图的华盛顿大学、澳大利亚珀斯的西澳大学）门诊收集而来。

7.1 遗传性牙釉质发育不全

遗传性牙釉质发育不全（AI）共分为3种类型：形成不全型（Ⅰ型，牙釉质基质形成不足，导致牙釉质呈坑洼状、凹槽状或牙釉质厚度变薄）、成熟不全型（Ⅱ型，牙釉质外观正常，但质地偏软、偏脆，颜色棕黄）、钙化不全型（Ⅲ型，牙釉质在数量上正常但存在钙化不良，表现为外观不透明且质脆）。图7.1是一例成熟不全型遗传性牙釉质发育不全。

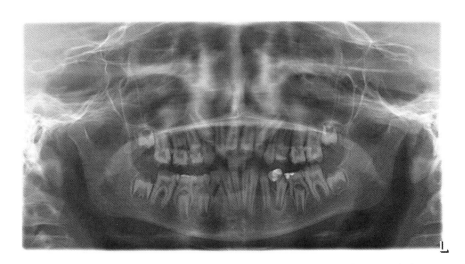

图7.1 一名9岁患有成熟不全（遗传性牙釉质发育不全型）Ⅱ型患者的曲面体层片。请注意观察磨牙𬌗面上碎片状的牙釉质及缺失的牙釉质（courtesy of Dr. Bieke Kreps，Belgium）

© Springer Nature Switzerland AG 2019
J. Aps, *Imaging in Pediatric Dental Practice*,
https://doi.org/10.1007/978-3-030-12354-3_7

非综合征型遗传性牙釉质发育不全（AI）是一类罕见疾病：牙釉质形成受到影响，具体表现为质的改变或量的改变。近来的基因组测序研究揭示出了关于该疾病遗传机制和表型的更多信息。在形成不全型AI中，牙釉质较薄，牙齿的邻接触常常缺失（因此出现间隙），患者也有发展为前牙开𬌗的趋势。与形成不全型AI相反，钙化不全型AI的牙釉质厚度正常，但质地偏脆、偏软；由于其钙化程度低，萌出后牙釉质会被快速磨耗形成缺损，残留牙釉质也相对粗糙且有颜色改变。成熟不全型AI的牙釉质厚度正常，但由于釉基质成熟过程中存在机制缺陷，牙釉质表现为棕色或淡黄色，该类牙釉质发育不全也会导致牙釉质快速磨损和折裂。由于这3种类型疾病的表型相似，Prasad等在2016年发布了一个更简单、更广泛的分类系统，该分类法建议可以仅分为形成不全型AI和矿化不良型AI。矿化不良型AI同时具有成熟不全型AI和钙化不全型AI的表现。根据近期文献资料，有17个以上的基因位点与非综合征型AI有关。这些基因中的常染色体显性和隐性突变（釉基质蛋白或蛋白酶编码基因中的突变）均可导致上文所述的2种表型中任一型的产生。感兴趣的读者如需了解更多详细信息可查阅相关文献。

7.2　牙本质发育不全

牙本质发育不全（DI）是一种遗传性牙本质发育异常，且患儿未伴发其他任何全身性疾病。成骨不全（Osteogenesis imperfecta）也会发生类似的牙本质解剖结构异常和外观异常，该疾病也被称为乳光牙型成骨不全（Ⅰ型牙本质发育不全，Ⅰ型DI）。牙本质发育不全有3种分类系统（Shields、Witkop、Levin），但有关分类系统的内容不在本章（甚至本书）的讨论范围之内。牙本质发育不全可分为3种类型：Ⅰ型与骨骼发育不全有关，牙齿呈不透明状；Ⅱ型为单独发生的乳光牙，Ⅲ型也是单独发生的乳光牙，但其牙髓腔和根管较为宽大。牙本质发育不全的相对特殊之处在于，乳牙列和恒牙列的所有牙齿均会受累，这一点是与牙本质结构不良（DD）最大的区别，我们将在第7.3章节进行讨论和阐释。由于牙本质受累，牙釉质和牙本质之间的结合也会受到影响，因此会发生牙釉质脱落并会发生牙齿敏感，随后牙齿也会很快发生磨耗。牙齿刚萌出时呈蓝色或棕色，髓腔可能会出现闭塞，但有时也会出现髓腔变宽大的情况，表现出典型的"壳状牙（Shell teeth）"的影像，牙冠多表现为球状，有时也被称为郁金香形（Tulip shaped）。图7.2为患有牙本质发育不全的成年患者，图7.3为患有牙本质发育不全的患儿。

图7.2　这名20岁患有Ⅱ型牙本质发育不全（Ⅱ型DI）女性患者的曲面体层片显示，广泛的牙髓闭塞，牙冠呈球状，前磨牙尤其明显。更不利的是，该患者还患有严重的龋齿，伴有根尖周炎，使其治疗过程愈加复杂

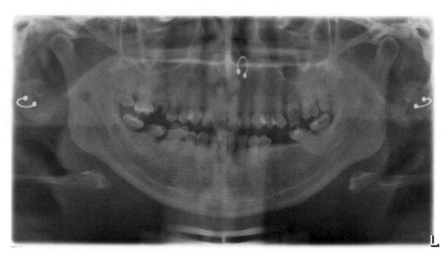

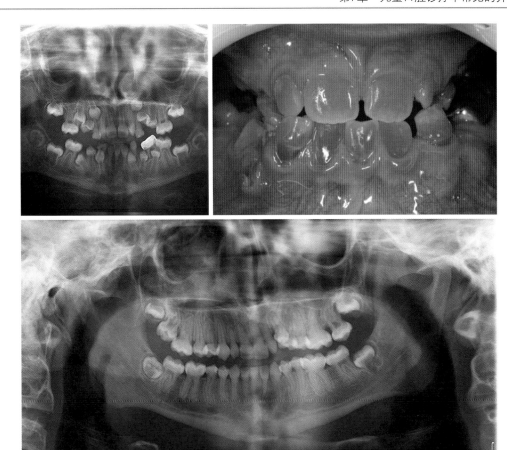

图7.3　左上图中的曲面体层片比下图中的曲面体层片早5年。右上图中可见牙齿的乳光色表现，除了牙冠呈球状，还可以观察到几乎所有牙齿的根管都已发生闭塞，这是一例Ⅱ型牙本质发育不全（Ⅱ型DI）（courtesy of Dr. Marc Jeannin，Belgium）

　　牙本质发育不全（DI）是一种罕见的遗传性疾病，其主要特征为牙本质形成缺陷，后继还会导致牙釉质的早期缺失。牙釉质的组织学表现通常正常，不因牙本质发育不全的程度变化而变化。但是，2016年一项研究中也报道了牙釉质的发育不良（Bloch-Zupan等，2016）。牙本质发育不全（DI）的发生率是1：8000，新生儿发生率为1：45455。非综合征型DI与牙本质唾液磷蛋白基因DSPP中的突变相关（染色体4、4q22.1），该基因在牙本质的矿化和成熟（尤其是在牙本质的非胶原成分）起着至关重要的作用。Ⅱ型牙本质发育不全（DI）会同时影响乳牙列和恒牙列，但乳牙列受到的影响更严重。牙齿色泽呈现为乳光色、琥珀色或灰蓝色。牙齿形状表现为颈部缩窄的、典型的球状牙冠，牙根狭窄，根管闭塞。组织学上可以观察到牙本质发育异常，矿化度降低，牙本质小管不规则，某些病例中球间牙本质也表现不规则。根管系统发生闭塞并不意味细菌因此无法进入，因为细菌还可沿牙本质小管进行扩散，最终导致根尖周炎的发生。Ⅰ型DI可能经常无法准确诊断，因为其外观表现形式繁多；骨骼发育不良的发生也有可能被低估，因为骨骼发育不良的表现形式也有很多种（瘀伤、长时间出血、扭伤、骨折、听力障碍、关节活动度过大和蓝色巩膜）。

7.3 牙本质结构不良和区域性牙发育不良

我们应避免将牙本质结构不良（DD）与牙本质发育不全（DI；有时被称为牙齿发育不全；见第7.2章节）相混淆。第一个鉴别的要点在于DD不会影响整个牙列。在DD中，牙根偏短且呈圆锥形，因此有时会被称为无根牙，髓腔被多个组织分化较差的牙本质结节所覆盖。这类牙齿通常在萌出后不久发生松动。DD分为两种类型：Ⅰ型DD受影响的是根部的牙本质（无根牙），Ⅱ型DD受影响的是冠方牙本质，容易被误认为DI。Ⅱ型DD的牙齿与DI的牙齿表现类似，但DD的恒牙冠部髓腔中有髓石，且冠髓形态不规则如针叶状。乳牙的牙髓将发生完全堵塞，在临床上类似于DI（琥珀色的半透明牙齿）。

区域性牙发育不良是一种局限性疾病，只影响一个象限中的几颗牙齿。这些牙齿的牙釉质、牙本质和牙髓均有异常，它们在X线上表现为可透光，因此被称为"鬼影牙（Ghost teeth）"，通常该牙齿会发生萌出障碍，萌出之后颜色发黄、质地粗糙。区域性牙发育不良可发生在乳牙列和恒牙列，上颌牙齿更易受累。

节段性牙源性上颌发育不良（Segmental odontomaxillary dysplasia，以前也被称为半颌面部发育不良）是另一种疾病，有时会被误认为骨纤维异常增殖症（Fibrous dysplasia；见第8章）或区域性牙发育不良。其病因不明，较为罕见（仅存62例良好记录在案的病例），它导致半颌面部发育不良，同时伴有乳牙列或混合牙列的上颌骨扩张。这种增大是由牙龈的纤维组织扩张和牙槽嵴的扩张引起的。受累区域的牙齿通常会延迟萌出，表现出发育不良：牙髓和牙本质发生不同程度的异常，因此很容易与区域性牙发育不良混淆。然而，后者与上颌的扩张无关。图7.4～图7.8均为牙本质结构不良或区域性牙发育不良的患者。

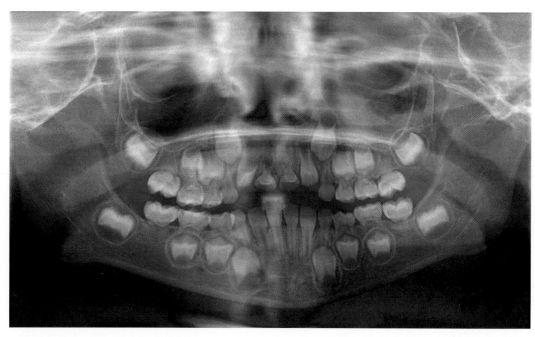

图7.4 这名7岁男孩的曲面体层片显示，乳牙和恒磨牙的牙根形成均有缺损。此外，上颌恒中切牙的解剖结构和影像学表现也有异常，这是一例牙本质结构不良（DD）

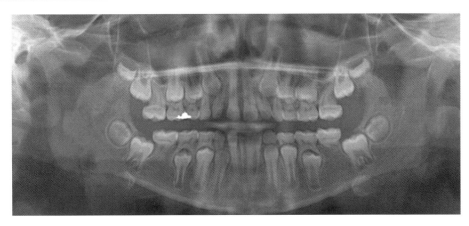

图7.5　这名10岁患有牙本质结构不良（DD）患者的曲面体层片显示，下颌第一恒磨牙牙根缺失，上颌第一恒磨牙的牙根发生部分缺失（courtesy of Dr. James Howard，USA）

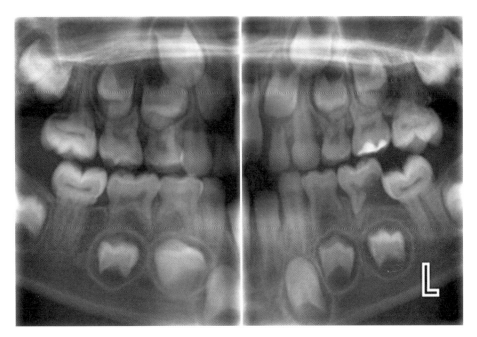

图7.6　这名7岁患有牙本质结构不良（DD）的男性患者的口外咬翼片，清晰地显示了第一恒磨牙中的线形髓腔，从影像中还可以看出牙根发育不良（courtesy of Dr. Elise Sarvas，USA）

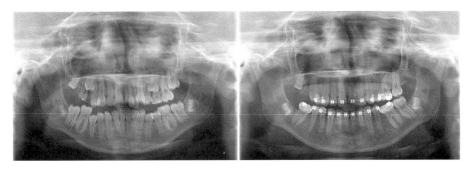

图7.7　拍摄左图中的曲面体层片是为了对具异常临床外观的16进行进一步检查评估。17的牙齿发育和影像学表现提示牙釉质及牙本质异常，证实了局部牙体发育异常的诊断。最终决定拔除16，等待15自然萌出。正畸治疗期间的随访曲面体层片显示，上颌第二磨牙发育滞后且无自发性萌出征兆（courtesy of Dr. Anouk Eloot，Belgium）

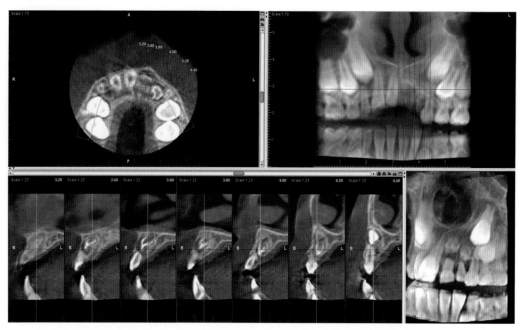

图7.8　这是一名9岁患有21区域牙发育不良女性患者的小视野CBCT影像。请注意由于牙釉质和牙本质发育不良及发育异常而形成的"鬼影牙"，牙齿未萌出且今后也不会再萌出

- Ⅰ型牙本质结构不良（DD）与3个致病基因（VPS4B、SSUH2、SMOC2）相关联，被公认为是一种遗传异质性疾病，要与其他牙本质疾病区分开。Ⅰ型DD的牙齿在临床上看起来更接近正常牙齿，但由于其圆锥形短根，会出现松动度增加。放射学影像上可见上文所述的圆锥形短根以及牙髓的闭塞改变。即使Ⅰ型DD牙齿未患龋，也有可能出现根尖周炎。而Ⅱ型DD和牙本质发育不全均表现为琥珀色的半透明牙齿、短而细的牙根、闭塞的根管系统。Ⅱ型DD——即冠方DD，比Ⅰ型DD更为罕见，其患病率尚不清楚。Ⅱ型DD主要为常染色体显性遗传。从组织学上看，空白层中出现内陷细胞，提示发生了骨质增生，同时还可见牙本质与前期牙本质相分离以及牙本质小管的不规则排列。

- 与一般的牙齿发育不良不同，区域性牙发育不良被认为与病毒感染、怀孕期间使用某些不适当的药物、外伤、营养缺乏、感染以及代谢异常有关。

- 节段性牙源性上颌发育不良的病因未知，但根据一些研究提示，这一疾病与发生于子宫内的第一鳃弓非遗传性局部发育异常有关。其他报道认为，该疾病与内分泌异常有关，甚至可能与细菌或病毒感染有关。据报道，一些患者患有与节段性牙源性上颌发育不良同侧的局部面部或皮肤异常：多毛症、色素沉着、色素缺失、红斑、粗糙红斑、异位睫毛、黑色素细胞痣数量增加、贝克尔痣（Becker痣）、面部凹陷、单侧唇裂等。关于受累牙齿的具体描述包括：牙齿较正常牙齿更小或更大、乳牙滞留、牙齿先天缺失、牙齿迟萌（尤其是前磨牙）、齿间隙增加、乳磨牙更易表现出牙冠和/或牙根形态异常、髓腔萎缩。牙槽嵴上可见多个白色丘疹，类似于新生儿的上皮珠（马牙）。也有报道指出牙龈出现牵张褐色的红斑。牙槽骨也表现异常：边界不清晰的硬化症或粗糙的骨小梁，可能影响到上颌窦，后一种变化经常与骨纤维异常增殖症相混淆（见第8章）；不过，骨纤维异常增殖症并不伴有上文所述的典型的牙齿发育异常。

7.4　融合牙、双生牙和结合牙

融合牙是指2个牙胚融合成1颗牙齿，而双生牙指的是1个牙胚分裂为2颗牙齿。发生融合牙时，牙齿总数少1颗，这颗融合牙更宽，而发生双生牙时，牙齿总数会增加1颗。结合牙的根部融合在一起，如有治疗需求，则会增加难度。据报道，乳牙列的融合率是0.4%～0.9%，而恒牙列的融合率约0.2%。恒牙双侧融合更为罕见，约0.05%。结合牙是发生于牙齿根部的另一种发育异常，结合的地方位于根部牙骨质而不是牙本质。图7.9～图7.12为融合牙和双生牙具体病例。

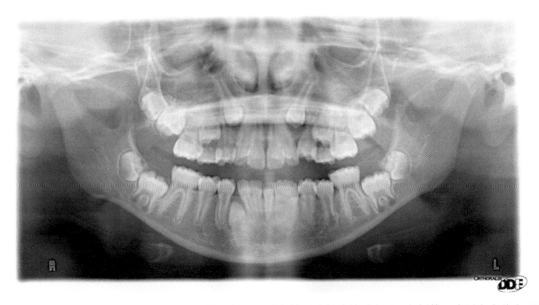

图7.9　该曲面体层片显示33和32发生了融合。对第三象限的牙齿数量进行计数后发现：包括第三磨牙在内共有7颗牙齿。还要留意43的阻生

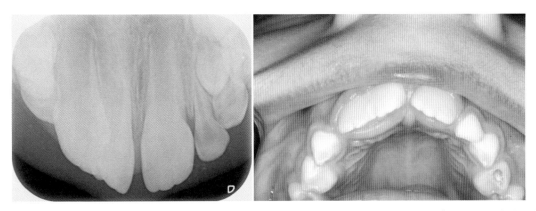

图7.10　拍摄该根尖片的目的在于对异常宽大的11进行确诊。侧切牙和中切牙的牙冠发生了融合，牙根和髓腔是分开的。牙齿总数较正常少1颗（courtesy of Dr. Wouter Van den Steen，Belgium）

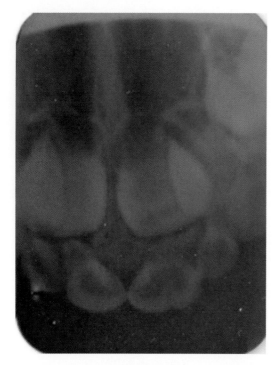

图7.11　该患者因61过大而拍摄了根尖片。患者侧切牙存，表明这颗过大的中切牙为双生牙（译者注：过大牙本身也是一种发育异常，不一定是双生牙）。该患者3岁，其第二象限内共有5颗乳牙，牙齿数量正常

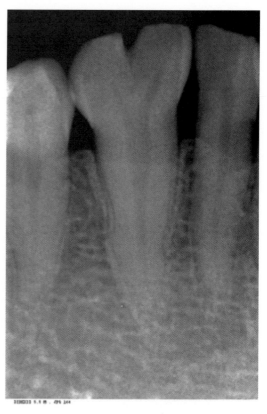

图7.12　该患者临床检查见2个牙冠，因此拍摄根尖片以确定这2颗牙齿是融合牙、双生牙，还是多生牙。根尖片显示，该牙齿含1个根管和2个独立的髓腔，最终确定为双生牙（courtesy of Dr. Amelie Julie Lambregts，Belgium）

7.5　牙瘤

牙瘤是最常见的牙源性肿瘤，一般认为其属于错构瘤（属于发育异常），其成分包括牙釉质、牙本质和牙髓组织。组合性牙瘤（Compound odontoma）是由牙齿样的颗粒组成的，而混合性牙瘤（Complex odontoma）是由牙釉质和牙本质团块构成的。多生牙（例如，额外牙或第四磨牙）是否属于组合性牙瘤，我们留作开放式讨论。牙瘤的病因尚未明确，一些报道提示其发生与创伤、感染、基因突变、成牙本质细胞过度活跃，甚至牙齿发育控制基因的改变都有关。

牙瘤一般并无症状，但在某些情况下，牙瘤也可能会引起肿胀、疼痛、化脓或骨质膨隆。有报道指出，倒置牙瘤在萌出时会侵入到鼻腔内，影像学的典型表现为牙瘤周围包绕着一层透射影，透射影再包绕着一圈高密度影。治疗方案为手术摘除，不会复发。图7.13～图7.17为牙瘤具体病例。

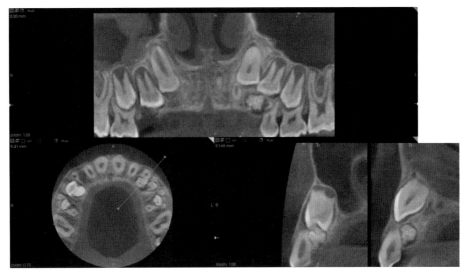

图7.13　这是一名患者的小视野CBCT影像，用于判断到底是什么原因导致了24、25的阻生。从上图中可以看出，有一个混合性牙瘤位于24冠方和63的腭侧

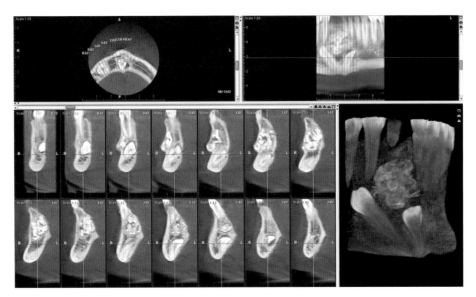

图7.14　这是一名17岁男性患者的小视野CBCT影像，该患者42、43缺失，而下颌乳尖牙尚未脱落。影像显示出一个巨大的、不规则的混合性阻射团块和2颗阻生的恒牙。该阻射性团块为混合性牙瘤，导致了下颌骨颊侧骨板膨隆

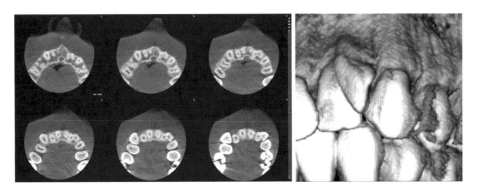

图7.15　该病例临床表现为22双牙冠或畸形尖（见第7.6章节）。小视野CBCT影像显示，其实际上是1颗双生牙，在牙髓部位发生了融合

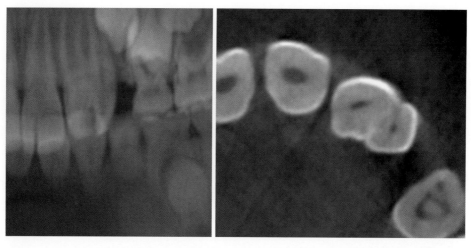

图7.16　该CBCT截图显示22与1颗多生牙和/或组合性牙瘤发生了融合。牙髓以及牙根的分界线清晰可见（courtesy Dr. Annelore De Grauwe，Belgium）

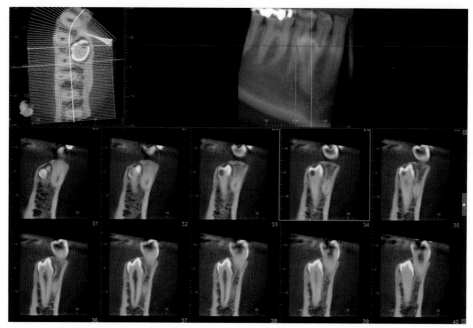

图7.17　这是一名即将接受正畸治疗的17岁患者的CBCT影像，可以看到多生的下颌前磨牙位于舌侧，影像中同时可看到萌出前冠内吸收（见第6章）

7.6　畸形尖和牙内陷

畸形尖（图7.18～图7.20）是一种牙尖形状的牙釉质突起，位于前磨牙或恒磨牙的中央沟处，也可位于颊尖的舌斜面。最常见于下颌前磨牙，由牙釉质、牙本质和牙髓组成。组成成分中如果包含牙髓组织，牙齿磨耗后有可能导致牙髓暴露，继而引发根尖周感染。在铲形的切牙中也会见到畸形尖。

牙内陷（牙中牙）（图7.21和图7.22）是指牙冠和/或牙根的牙釉质层发生了向内翻卷。最常见于上颌恒侧切牙，其次是中切牙、前磨牙、尖牙和磨牙。牙内陷的具体程度决定着该牙的患龋风险及其治疗方案的选择。

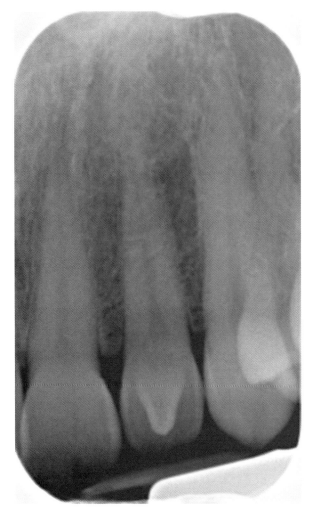

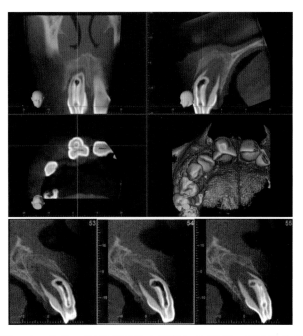

图7.19 这是一名9岁男孩的小视野CBCT影像，用以评估其11的牙内陷。影像显示了牙髓解剖结构的复杂性，同时提示了牙齿萌出后根尖周感染的可能性

图7.18 该根尖片可用于评估22牙髓组织在腭侧畸形尖中的深度，从影像中可确定，牙髓组织并未延伸至畸形尖

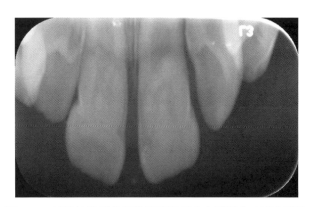

图7.20 该殆片选用的光激发荧光板大小不适合（不应该选用1号片，应该选用2号片），影像显示2颗上颌中切牙都有牙内陷。想要了解牙髓系统的复杂程度并不需要CBCT，如果要评估这名7岁孩子上颌中切牙的根尖周组织情况，用一张适合的殆片或根尖片检查会更好一些

图7.21 曲面体层片显示，除了下颌有2个多生的前磨牙牙胚外，35还有牙内陷。还要注意下颌第三磨牙牙胚近中有小块的透射区，可能表明还有2个多生牙胚。须后续随访

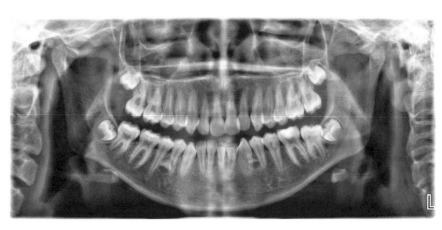

图7.22 小视野CBCT影像显示，34是牙内陷，且可判断出目前已经发生根尖周炎，由于根管系统的复杂性，根管治疗会比较困难

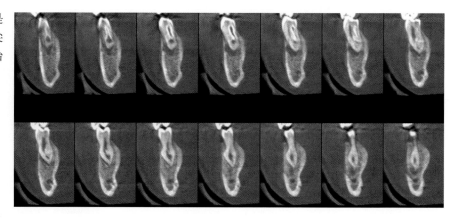

　　Hallett于1953首次尝试对牙内陷进行分类。一开始，Hallett分类中的3种类型描述的都是冠部的内陷。在Oehlers（1957）提出的分类系统中，把所有的冠内陷都归为Ⅰ型牙内陷。Ulmansky和Hermel（1964）、Schulze和Brand（1972），Vincent-Townend（1974），Parnell和Wilcox（1978）、Hicks和Flaitz（1985）也描述了其他的分类。Schulze和Brand（1972）提出的大分类包括了12种分型，从牙齿的切缘开始分类，依次对内陷的形态、牙冠的解剖形状和外形发生了改变的牙根结构都分别进行了分类。不过，Oehlers（1957）所使用的分类系统是使用最广泛的，可能是由于其命名简单，应用方便。内陷的范围大小和内陷的具体形状各不相同，轻则牙釉质上的一个小凹陷，严重的内陷表现为牙中牙。牙内陷的部分常与口腔相交通，通过这些交通，刺激物和微生物可直接侵入牙髓组织，或进入的区域与牙髓组织之间只隔着一层薄薄的牙釉质和牙本质。这种持续的刺激和随后发生的炎症通常导致邻近牙髓组织坏死，继而发生根尖周或牙周脓肿。在许多病例中，牙内陷和畸形尖都引起了严重的临床和治疗问题。牙髓治疗在很多情况下非常困难，因此有一个良好的远期规划设计至关重要，要求多个口腔亚专科之间的通力协作：儿童口腔医生–正畸医生–牙周医生–牙体牙髓医生，有的病例还要口腔外科医生的参与。CBCT是理想的成像方式，可清晰地显示牙髓系统的复杂性及其与牙周结构的关系。

7.7　牛牙症

　　牛牙症（图7.23）是一种常发生于多根牙的发育异常，表现为牙体及髓腔增大，髓室底向根方移位、根分叉向根尖区移位。牛牙症可能与牙釉质发育不良、外胚层发育异常以及唐氏综合征等有关。

图7.23　左侧的曲面体层片中55咬合低于粭平面，这也是当时拍摄这张曲面体层片的原因。在曲面体层片中也能同时发现4个象限的第一恒磨牙都有牛牙症。右侧是1年后拍摄的局部曲面体层片（未剪裁）（courtesy of Dr. Marc Jeannin，Belgium）

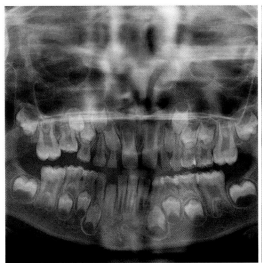
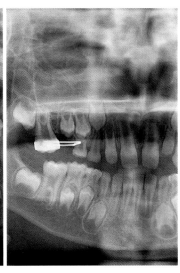

　　1913年，Sir Arthur Keith首次提出了"牛牙症"的概念，但早在1908年，Gorjanovic-Kramberger已经对牛牙症进行了描述。这个词源于拉丁词"Taurus（意思是牛）"和希腊词"odos（意思是牙齿）"。Shaw在1928年试图通过描述髓室向根火移位的程度（低度、中度、高度）来对牛牙症进行分类。牛牙症的患病率为0.1%～48%，这取决于研究人群和解剖形态异常的标准。牛牙症无性别差异。最常见的受累牙是下颌第一磨牙，但也可见于乳磨牙。可单侧或双侧发生，也可能出现在2个以上的象限。其病因尚不明确，但有人认为是由于Hertwig上皮根鞘未能在适当的高度发生内陷造成的。其他可能病因还包括上皮–间叶细胞的干扰诱导、基因转移、X染色体数量增加、多基因遗传、重度咀嚼习惯、感染、发育平衡改变、大剂量化疗和骨髓移植。应该注意，牛牙症与其他口腔中的异常和/或综合征相关，提示它们有相同的遗传来源。

7.8　成牙骨质细胞瘤和牙骨质增生

　　成牙骨质细胞瘤（图7.24）也被称为真性牙骨质瘤，是成牙骨质细胞来源的牙源性肿瘤，此类肿瘤罕见，好发于下颌磨牙或前磨牙区，多确诊于20岁之前，乳磨牙极少受累，X线片上可见患牙根尖区呈团状钙化影像。

　　成牙骨质细胞瘤易与牙骨质增生混淆（图7.25），牙骨质增生不是肿瘤，是由于牙骨质过度沉积造成的，增生的牙骨质与牙根周围的正常牙骨质相连。X线片上可见根尖稍圆钝，是因为牙骨质于根尖1/3处。牙骨质增生和成牙骨质细胞瘤最大的区别在于：牙骨质增生病例中牙周膜韧带及硬骨板均保持完整，成人较儿童多发。

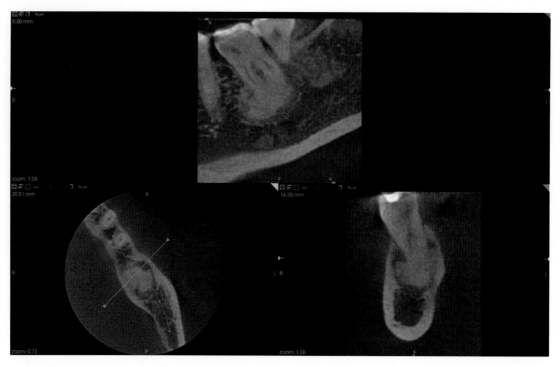

图7.24　该成牙骨质细胞瘤患者的小视野CBCT影像显示，36的近中根上附着有一个均匀的阻射团块，硬骨板及牙周膜间隙已消失，团块向下颌骨颊侧及舌侧皮质骨处膨隆

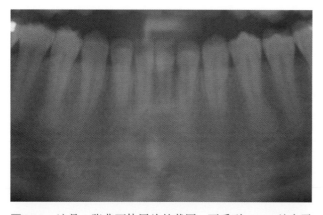

图7.25　这是一张曲面体层片的截图，可看到34、44处有牙骨质增生。我们可以在这2颗牙齿的根尖1/3处牙骨质增生区域周围观察到硬骨板和牙周膜间隙。虽然这是一名25岁女性的影像，但笔者仍然选用了该图片，因为牙骨质增生在儿童中并不常见，临床中要将牙骨质增生与成牙骨质细胞瘤以及真性牙骨质瘤区分开

7.9　需要拍摄X线片的牙齿萌出相关问题

造成牙齿迟萌或萌出障碍的因素有很多。萌出障碍可能是由解剖学因素（例如，没有萌出空间）、病理学因素（例如，含牙囊肿）或创伤引起的。牙齿迟萌通常与患者的全身因素或治疗（例如，化疗）有关，在许多情况下，治疗过程也有可能导致牙齿发育不良。如图7.26和图7.27所示，下颌第三磨牙正常萌出，但在拔牙术前必须先分别确认牙齿与下牙槽神经的距离和位置。

图7.26 这是一名要求拔除38、48的18岁男性患者。在下颌右侧可看到一个圆形、透射性一致、边界清晰的低密度影病变，毗邻48的远中根，图片上显示已侵入了下牙槽神经管的下方，开始向下颌骨舌侧皮质骨膨胀，同时波及了下颌骨的颊侧骨板。根据影像学推测，可能是含牙囊肿、牙源性角化囊肿或是成釉细胞瘤。最终组织病理学诊断为含牙囊肿。38呈水平向，牙冠面向下颌骨舌侧，根尖几乎贯穿下颌骨颊侧皮质骨板。可以看到下牙槽神经已经接触到了牙冠的下缘。这一信息对要进行拔牙操作的口腔外科医生至关重要

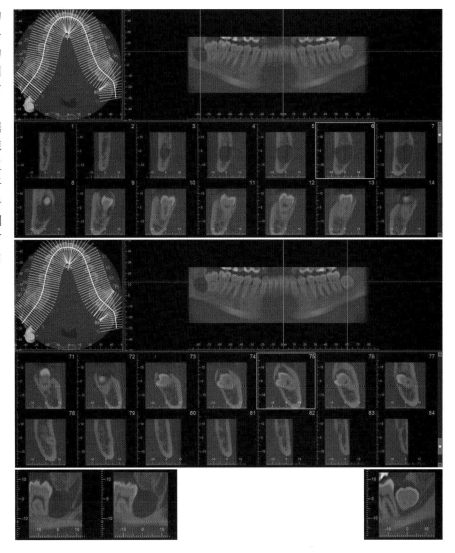

图7.27 18岁女孩拟手术拔除38。曲面体层片截图中显示38的根尖远离下牙槽神经管，但之后我们进行了CBCT的拍摄，结果显示下颌神经管位于该牙齿根尖的颊侧，而并不像解剖学书中所提到的那样。这一信息对要进行拔牙操作的口腔外科医生至关重要

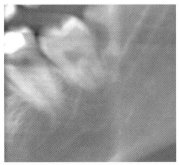
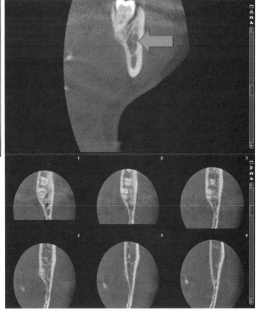

延伸阅读

[1] Alhilou A, Beddis HP, Mighell AJ, Durey K. Dentin dysplasia: diagnostic challenges. BMJ Case Rep. 2018; https://doi.org/10.1136/bcr-2017-223942.

[2] Al-Tuwirqi A, Lambie D, Seow WK. Regional odontodysplasia: literature review and report of unusual case located in the mandible. Ped Dent. 2014;36:62–7.

[3] Andersson K, Malmgren B, Astrom E, Dahllof G. Dentinogenesis imperfecta type II in Swedish children and adolescents. Orphanet J Rare Dis. 2018;13(145) https://doi.org/10.1186/s13023-018-0887-2.

[4] Bloch-Zupan A, Huckert M, Stoetzel C, Meyer J, Geoffrey V, Razafindrakoto RW, Dollfus H. Detection of a novel DSPP mutation by NGS in a population isolate in Madagascar. Front Physiol. 2017;7:70. https://doi.org/10.3389/fphys.2016.00070.

[5] Cawson RA, Odell EW. Cawson's essentials of oral pathology and oral medicine. 8th ed. London: Churchill Livingstone Elsevier.

[6] Chen D, Li X, Lu F, Wang Y, Xiong F, Li Q. Dentin dysplasia type I – a dental disease with genetic heterogeneity. Oral Dis. 2018;. 10.111/odi.12861.

[7] Daryani D, Nair G, Naidu G. Dentin dysplasia type II: an exclusive report of two cases in siblings. J Indian Ac Oral Med Rad. 2017:132.

[8] De Rio EP, Sir-Mendoza FJ, Carbal-Gonzalez AC. Odontomas: report and clinical case series. School of Dentistry, University of Cartagena, 2010-2015. Revista Odontologica Mexicana. 2017;21:e208–11.

[9] De Sa Cavalcante D, Fonteles CSR, Ribeiro TR, Kurita LM, de Pimenta AVM, Carvalho FSR, Costa FWG. Mandibular regional odontodysplasia in an 8 year old boy showing teeth disorders, gubernaculum tracts, and altered bone fractal pattern. Int J Clin Ped Dent. 2018;11(2):128–34.

[10] Gasse B, Prasad M, Delgado S, Huckert M, Kawczynski M, Garret-Bernardin A, Lopez-Cazaux S, Bailleil-Forestier I, Maniere M-C, Stoetzel C, Bloch-Zupan A, Sire J-Y. Evolutionary analysis predicts sensitive positions of MMP20 and validates newly- and previously- identified MMP20 mutations causing amelogenesis imperfecta. Front Physiol. 2017;8:398. https://doi. org/10.3389/fphys.2017.00398.

[11] Kammoun R, Behets C, Mansour L, Ghoul-Mazgar S. Mineral features of connective dental hard tissues in hypoplastic amelogenesis imperfecta. Oral Dis. 2018;24:384–92.

[12] Kim YJ, Kang J, Seymen F, Koruyucu M, Gencay K, Shin TJ, Hyun H-K, Lee ZH, Hu JC-C, Simmer JP, Kim J-W. Analysis of MMP20 missesnse mutations in two families with hypomaturation amelogenesis imperfecta. Front Physiol. 2017;8:229. https://doi.org/10.3389/fphys.2017.00229.

[13] Kim Y, Seymen F, Kang J, Koruyucu M, Tuloglu N, Bayrak S, Tuna EB, Lee ZH, Shin TJ, Hyun H-K, Lee S-H, Hu J, Simmer J, Kim J-W. Candidate gene sequencing reveals mutations causing hypoplastic amelogenesis imperfecta. Clin Oral Invest. 2018; https://doi.org/10.1007/s00784-018-2577-9.

[14] Li F, Liu Y, Yang J, Zhang F, Oral FH. Phenotype and genotype analyses in seven families with dentinogenesis imperfecta or dentin dysplasia. Dis. 2017;23:360–6.

[15] Neville D, Allen B. Oral and maxillofacial pathology. 2nd ed. Philadelphia: Saunders.

[16] Rajasekharan S, Martens L, Vanhove C, Aps J. In vitro analysis of extracted dens invaginatus teeth using various radiographic imaging techniques. Eur J Paediatr Dent. 2014;15:265–70.

[17] Smith MH, Cohen DM, Katz J, Bhattacharyya I, Islam NM. Segmental odontomaxillary dysplasia. An unrecognized entity. JADA. 2018;149(2):153–62.

[18] Taleb K, Lauridsen E, Daugaard-Jensen J, Nieminen P, Kreiborg S. Dentinogenesis imperfecta type II-genotype and phenotype analysis in three Danish families. Mol Genet Genomic Med. 2018;6:339–49.

[19] Umapathy T, Veena A, Nagarathna C, Rakesh CB. Non-syndromic form of bilateral bimaxillary bull teeth – a case report with challenges in pediatric dentistry. OHDM. 2015;14:405–8.

[20] Wang X, Wang J, Liu Y, Yuan B, Ruest LB, Feng JQ, Qin C. The specific role of FAM20C in dentinogenesis. J Dent Res. 2014;94(7):330–6. https://doi.org/10.1177/0022034514563334.

[21] Whitt J, Rokos JW, Dunlap CL, Barker BF. Segmental odontomaxillary dysplasia: report of a series of 5 cases with long-term follow-up. Oral Surg Oral Med Oral Pathol Oral Radiol Endod. 2011;112:e29–47.

第8章 儿童口腔诊疗中先天发育异常影像

Different Types of Dysplasia in Pediatric Dental Practice

本章介绍了使用不同放射技术拍摄的各类口腔先天发育异常的影像及其鉴别诊断，帮助读者熟悉前述不同成像技术实际的临床效果，读者可以更直观地感受到不同病例的具体影像，并能了解从这些图像中可获得哪些具体的信息。

本章中的图片下方通常会备注提供图片的同事姓名，如果未署名，则为本书笔者拍摄，或由笔者从其工作过的不同院校（比利时根特大学、美国西雅图的华盛顿大学、澳大利亚珀斯的西澳大学）门诊收集而来。

8.1 颅骨锁骨发育不全综合征

颅骨锁骨发育不全综合征，也被称为颅锁骨发育不全，表现为多生牙，在某些情况下也会表现为唇裂和/或腭裂。这些多生牙会引发严重的口腔问题，许多牙齿无法萌出而埋伏于颌骨内，导致含牙囊肿。这是一种罕见的家族性疾病，临床可见锁骨形成缺陷（患者的肩膀异常前倾，如果存在锁骨缺失，患者的两侧肩膀几乎会靠拢在一起），囟门延迟闭合（导致额骨、顶骨和枕骨隆起），有时表现为上颌骨后缩（面中部发育不全）。图8.1 – 图8.3是颅骨锁骨发育不全综合征的3个具体病例。

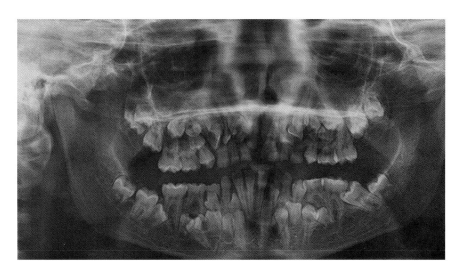

图8.1 这是一名10岁患有颅骨锁骨发育不全综合征患者的曲面体层片，牙齿排列杂乱无章，上下颌骨内都有多生牙的牙胚（courtesy of Dr. Thierry Boulanger，Belgium）

© Springer Nature Switzerland AG 2019
J. Aps, *Imaging in Pediatric Dental Practice*,
https://doi.org/10.1007/978-3-030-12354-3_8

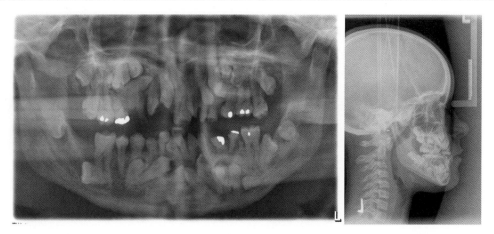

图8.2 这是一名15岁患有颅骨锁骨发育不全综合征女性患者的曲面体层片，可看到埋伏多生牙和异位的下颌第三磨牙。我们要留意上颌多生牙的具体位置，还要看到上颌窦发生了堵塞，在头颅侧位片上也可以看到这一表现

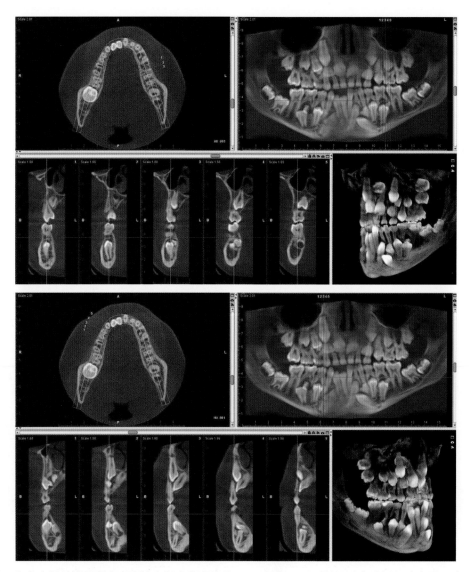

图8.3 这是一名8岁患有颅骨锁骨发育不全综合征女性患者的CBCT影像，用于制订手术计划以确定哪些多生牙须拔除。上图为患者左侧颌骨影像，下图为右侧颌骨影像。我们要注意位于下颌骨舌侧的多生牙，在传统的曲面体层片上很容易被忽略。X线影像三维重建有助于外科医生更好地观察埋伏多生牙与已萌出牙齿的位置关系

颅骨锁骨发育不全综合征是一种罕见的常染色体显性遗传的骨骼发育不良（染色体6p21，OMIM 119600）。截至目前，已发现颅骨锁骨发育不全综合征和大量的不同基因突变有关。不过该综合征表观变化差异较大，患者通常表现为身材矮小、锁骨发育不全、颅部骨化延迟并伴随颅缝间骨骨化延迟、前囟门增大、面中部发育不全、下颌联合延迟以及多种牙齿异常（例如，乳牙滞留、多生牙、牙根的解剖异常、恒牙萌出障碍等）。

8.2　骨纤维异常增殖症

骨纤维异常增殖症（图8.4～图8.7）的特点是原本正常的骨代谢发生了局部改变，松质骨被纤维组织代替。典型的影像学表现是松质骨呈指纹状或橘皮状。临床中常发生颌骨膨隆，通常这也是拍摄X线片的直接原因，也是该病得以被发现的初始因素。骨纤维异常增殖症根据受累骨数目，可分为单骨型和多骨型。发生于颌骨位置的单骨型较为常见，其他位置中最常见的部位是肋骨、股骨和胫骨。多骨型骨纤维异常增殖症常见于10岁以下患儿。

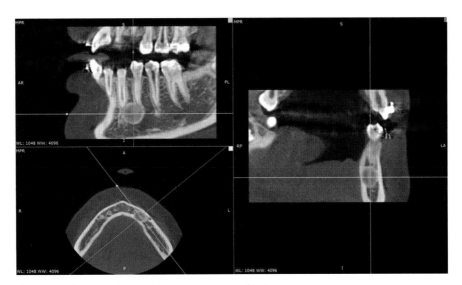

图8.4　CBCT影像显示，33、34间可见一边界清晰、均匀的皮质骨病变。清晰的高密度影边界是该疾病早期的典型特征，晚期其边界常常不清晰。在该病例中，下颌骨的舌侧皮质骨已受到轻微影响，预计病变还会进一步扩大。由于该病变与牙齿根尖无关，鉴别诊断时可排除根尖周骨质增生，后者多见于年龄较大的患者。骨化纤维瘤中不常见到高密度影边界，不能排除在鉴别诊断之外

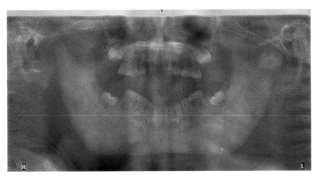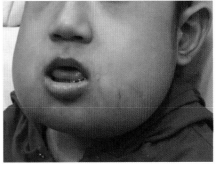

图8.5　这名4岁男孩的曲面体层片显示，下颌骨长度发生了明显改变，还可以看到松质骨（骨密度较低的部分）的影像——典型的骨纤维异常增殖症影像表现。从临床照片可见，患儿面容发生了严重变形（courtesy of Dr. Nik Kantaputra，Thailand）

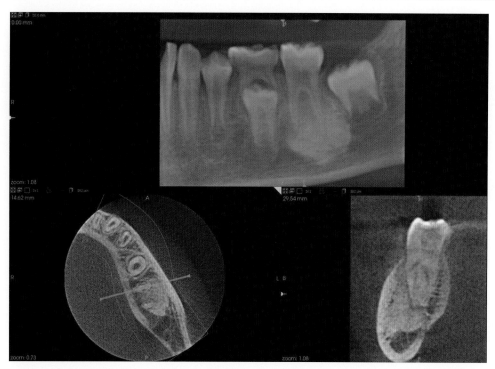

图8.6   这是一例骨纤维异常增殖症的小视野CBCT影像，病变发生于36的牙根周围。在冠状面切片上可以看到病变区受累牙本质与皮质骨间透射性的差异。从影像中也可以区分出牙根以及病变部位牙周间隙的差别，这有助于对集聚的骨岛、牙骨质增生及牙骨质细胞瘤进行鉴别诊断

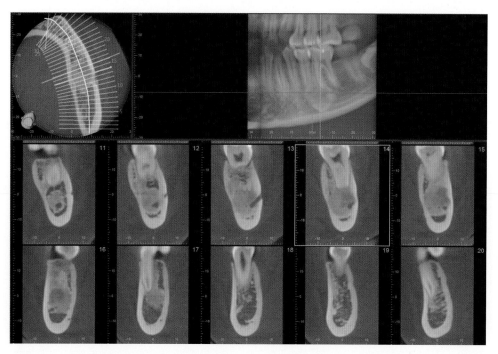

图8.7   这个病例中35、36间发生了纤维发育不良。可看到病变区域围绕下牙槽神经管形成，并扩展到下颌骨颊侧和舌侧皮质骨。该病变中牙齿的完整性未受影响，此点可以与牙骨质增生、成牙骨质细胞瘤和骨岛相区别

现已知骨纤维异常增殖症与GNAS1基因的结合子突变有关。该突变导致了生化过程的改变，引起了G蛋白结构性激活以及未分化间充质细胞的增殖。突变是偶发的，还存在基因的耦合现象（Postzygotically），导致了嵌合体以及多样化表达，最终引起异常的骨基质及异常组织生长。它可以发生在任何年龄，表现为单骨型或多骨型，或作为McCune–Albright综合征的一部分。多骨型通常影响颅骨，50%～100%的病例累及颅骨，尤其是额骨。单骨型病变可能在青春期后停止，而多骨型病变可能持续到成年期。患者可能会表现出疼痛、邻近结构肿大等症状。这种疾病是良性的，有1%会发生恶变。无症状的骨纤维异常增殖症无须治疗。

8.3　外胚层发育不良

外胚层发育不良的遗传方式有常染色体显性遗传、常染色体隐性遗传、X连锁遗传。在这类疾病中，2个或多个外胚层来源的组织不能正常发育，导致皮肤、毛发、指甲、牙齿、唾液腺、汗腺发育不良或缺失。牙齿可能会缺失和/或形态异常（常为锥形牙），同时涉及乳恒牙列。一般情况下，这些患者会出现牙齿先天缺失（图8.8和图8.9），甚至无牙颌。

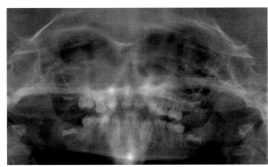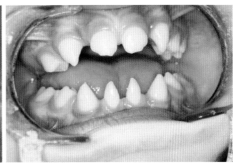

图8.8　这是一名4岁患有少汗型外胚层发育不良男性患者的曲面体层片及临床照片。曲面体层片及临床照片均可见前牙呈锥形。然而，随年龄增长随访的全景资料缺如，因此无法确证该患者恒牙列是否缺失

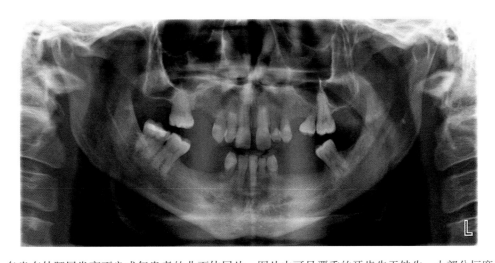

图8.9　这是一名患有外胚层发育不良成年患者的曲面体层片。图片中可见严重的牙齿先天缺失，大部分恒磨牙解剖结构正常，但切牙和尖牙却呈圆锥形，牙根短小

人WNT10A基因的突变与发育性牙齿异常及青少年广泛性外胚层缺陷相关。毛囊、皮脂腺、味蕾、指甲、汗腺也受到波及。WNT10A基因是人类非综合征性恒牙选择性发育不全中最常见的基因突变。这些基因突变也与外胚层发育不良综合征、牙-甲-皮肤发育不良综合征（Odonto-onycho-dermal dysplasia，OODD）、 Schöpf-Schulz-Passarge综合征相关。这些基因突变的患者表现为多种发育性牙齿异常，如乳牙列过小牙、牙根和磨牙牙尖形成缺陷，甚至恒牙列无牙颌。除了牙齿相关问题，其他组织也会受到影响（例如，掌跖角化病、毛发稀疏、出汗异常、镜面舌、指甲生长缺陷）等，可发生于青春期及青春期后。

8.4　节段性牙源性上颌发育不良

节段性牙源性上颌发育不良，也被称为半颌面部发育不良（图8.10），是一种发育性疾病，病因尚不明。节段性牙源性上颌发育不良不仅影响患侧上颌骨，也会波及该部位的牙齿和附着龈。具体表现为牙槽突增大，伴有或不伴有牙龈肥大，有时还会发生牙齿异常（例如，牙齿缺失、牙齿发育不全和/或萌出障碍）。在某些病例中还会观察到同侧（面部）多毛症、上唇皮脂腺紧密堆积、皮肤色素沉着过度或不足、Becker痣（着色多毛性表皮痣）、唇裂和/或腭裂。由于牙槽嵴顶发生增生，可表现出面部增大和面部不对称。受累侧上颌骨骨小梁的条纹为垂直排列。患侧乳牙的牙冠、牙根均大于健侧。患侧牙齿无正常吸收，上颌窦发育不全也是这一疾病的常见特征。恒牙常发生迟萌。诊断上常与骨纤维异常增殖症难以鉴别。

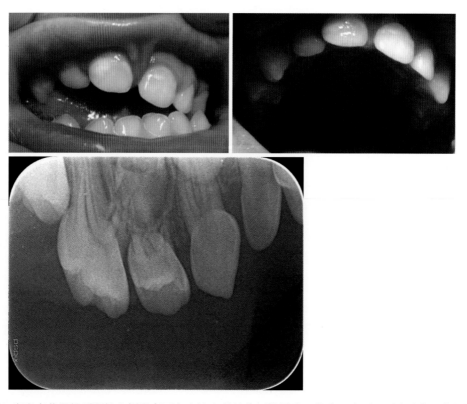

图8.10　这是一名5岁患有节段性牙源性上颌发育不良女性患者的曲面体层片。临床口内照显示出患侧上颌牙齿位置的变化，尽管牙齿的位置异常令女孩的父母和口腔医生担心，不过这个病例并未伴随明显的牙龈肥大。在X线片上可以看到53呈双根，55的牙冠偏大（courtesy of Dr. Anouk Eloot，Belgium）

延伸阅读

[1] Bohring A, Stamm T, Spaich C, Haase C, Spree K, Hehr U, Hoffmann M, Ledig S, Sel S, Wieacker P, Roepke A. WNT10A mutations are a frequent cause of a broad spectrum of ectodermal dysplasias with sex-biased manifestation pattern in heterozygotes. Am J Human Gen. 2009;85:97–105.

[2] Cawson RA, Odell EW. Cawson's essentials of oral pathology and oral medicine. 8th ed. London: Churchill Livingstone Elsevier.

[3] Koenig. Diagnostic imaging, oral and maxillofacial. Salt Lake City: Amirsys.

[4] Koong B. Atlas of oral and maxillofacial radiology. Hoboken: Wiley Blackwell.

[5] Kreiborg S, Jensen BL. Tooth formation and eruption – lessons learnt from cleidocranial dysplasia. Eur J Oral Sci. 2018;126(Suppl.1):72–80.

[6] Larheim TA, Westesson P-LA. Maxillofacial imaging. 2nd ed. Berlin: Springer.

[7] Neville D, Allen B. Oral and maxillofacial pathology. 2nd ed. Philadelphia: Saunders.

[8] Penn DL, Tartarini RJ, Glass CH, De Girolami U, Zamani AA, Dunn IF. Natural history of cranial fibrous dysplasia revealed during long-term follow-up: case report and literature review. Surg Neurol Int. 2017;8:209.

[9] Whaites E, Drage N. Essentials of dental radiography and radiology. 5th ed. London: Churchill Livingstone Elsevier.

[10] White SC, Pharoah MJ. Oral radiology. In: Principles and interpretation. 7th ed. Amsterdam: Elsevier.

[11] Wu H, Yang L, Li S, Xu J, Lu J, Zhang C, Teng L. Clinical characteristics of craniomaxillofacial fibrous dysplasia. J Cranio Maxillo Facial Surg. 2014;42(7):1450–5. https://doi.org/10.1016/j.jcms.2014.04.009.

[12] Xu M, Horrell J, Snitow M, Cui J, Gochnauer H, Syrett CM, Millar SE. WNT10A mutation causes ectodermal dysplasia by impairing progenitor cell proliferation and KLF4-mediated differentiation. Nat Commun. 2017;8:15397. https://doi.org/10.1038/ncomms15397.

第9章　儿童口腔诊疗中常见的囊性病变影像

Examples of Common Cystic Lesions
in Pediatric Dental Practice

本章介绍了在儿童口腔诊疗过程中常见的囊性病变影像学表现及其影像学鉴别诊断。虽然本章不可能囊括所有的囊性病变，但可以对影像有一个直观的印象，并能了解从这些图像中可获得哪些具体的信息。

本章中的图片下方通常会备注提供图片的同事姓名，如果未署名，则为本书笔者拍摄，或由笔者从其工作过的不同院校（比利时根特大学、美国西雅图的华盛顿大学、澳大利亚珀斯的西澳大学）门诊收集而来。

9.1　含牙囊肿、成釉细胞纤维瘤和成釉细胞纤维–牙瘤

含牙囊肿的影像表现为均一、单房、界限清

晰的透射影，周围有骨密质线，包绕在一颗未萌出牙齿的牙冠周围。该发育性囊肿附着于釉牙本质界处，阻碍了受累牙齿的正常萌出，并可导致受累牙齿发生移位。该疾病更常见于男性，儿童或青少年并不多见。除此之外，我们还应该知道，一些成釉细胞瘤和牙源性角化肿瘤也会出现类似于含牙囊肿的表现。

成釉细胞纤维–牙瘤是一种混合瘤，与成釉细胞纤维瘤成分相同，不同之处在于成釉细胞纤维瘤不含牙釉质和牙本质（图9.1和图9.2）。可能发生一颗牙齿缺失或未萌。要与成釉细胞纤维瘤、牙本质瘤、牙源性腺样瘤、牙源性钙化囊肿、牙源性钙化上皮瘤进行鉴别诊断。

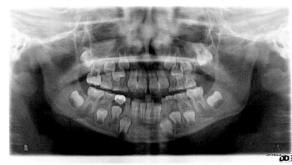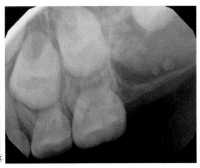

图9.1　由于26尚未萌出，而其他第一恒磨牙已萌出并已建𬌗，因此拍摄曲面体层片进行检查。影像显示，上颌左侧区移位的第一恒磨牙和先天缺失的第二恒磨牙周围存在一个边界清晰的、有硬化层包绕的透射区。根尖片显示透射病灶内有小的圆形不透明实体

图9.2　上图中的曲面体层片比下图中的曲面体层片拍摄时间早1年。在第二次拍摄曲面体层片时同时拍摄了根尖片。该14岁男孩47没有长出来的原因是因为含牙囊肿，含牙囊肿的牙根接触到下颌骨的皮质骨下缘从而使牙齿发生移位。鉴别诊断中应包括成釉细胞纤维瘤和成釉细胞瘤。然而，该患者并未进行后续随访，最终的诊断和治疗资料此处缺如

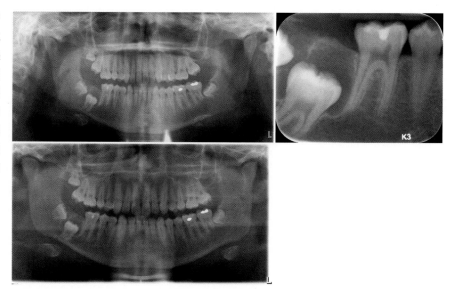

　　一般认为含牙囊肿起源于牙釉质形成后成釉器残余发生的囊性改变。多见于20～50岁的患者。囊肿的进行性生长会导致牙囊受到牵拉。多发生于易发生萌出障碍的牙齿：即上颌尖牙和下颌第三磨牙。

9.2　家族性巨颌症

　　家族性巨颌症是一种无痛的巨细胞病变（图9.3），童年即开始发病，家族性巨颌症的影像表现为上下颌骨内多房性病变（软组织肿块之间延伸入细小骨间隔导致）。该囊性病变在初期就会发生增大，随着患者进入青春期后其生长趋势有所回退。

　　该病为常染色体显性遗传；但是，家族中也可能未曾出现过该类病。男性发病率是女性的2倍，但在日本似乎很罕见。牙齿经常发生移位，可能松动。如果上颌骨受到影响，上颌窦边界甚至眼眶也会受到影响。患者的淋巴结可出现肿大，但并不是因为淋巴结处的炎症反应，而是由反应性增生和纤维化导致。

　　家族性巨颌症（Cherubism）的相应基因位于4p16。之所以使用"Cherubism"命名（译者注：Cherub，意思是"小天使"），是因为患儿的面部常看起来像脸圆嘟嘟的天使，我们经常可以在天主教堂和文艺复兴时期的绘画中找到这类形象。此外，也可以通过眼睛的特征性改变识别这类患者：眼球"抬高上翻"，上翻后暴露出了虹膜下面较宽巩膜边缘，这一临床表现是由眼球的下缘和眶底共同受累引起的，最终导致眼球推向上方。同时，上眼睑被拉向下，更突出了"望向天堂"的眼神。根据骨骼膨隆程度的不同以及所涉区域的不同，患者的外观将会受到不同程度的影响。除了牙齿未萌出、牙齿移位、咀嚼功能受损等牙齿相关的影响外，也可能会出现语言困难以及听力和视力的丧失等问题。这些症状都加剧了患者的心理压力。

　　家族性巨颌症有时也被错称为家族性颌骨纤维异常增殖症（Familial fibrous dysplasia），尽管这种疾病与纤维发育异常根本无关。

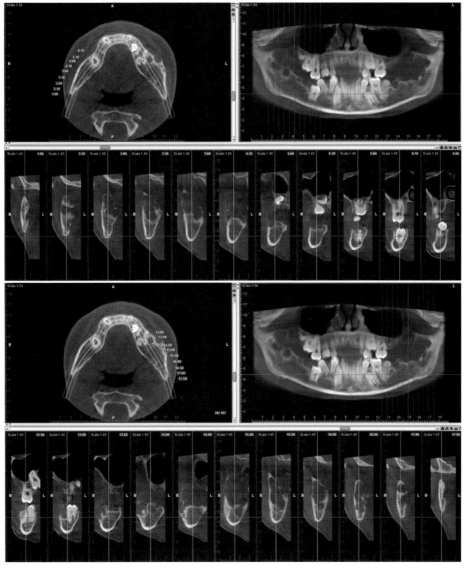

图9.3　这是一名8岁患有家族性巨颌症男性患者的CBCT影像。上图为上下颌的右侧断面，下图为上下颌的左侧断面。我们可以看到上下颌磨牙缺失以及下颌骨多房性病变，后者引起了下颌骨膨隆以及下颌骨的颊舌侧皮质骨改变。患者的左侧尤为明显

9.3　颊侧根分叉囊肿

　　颊侧根分叉囊肿也被称为牙旁囊肿、感染性颊侧囊肿和炎症性牙旁囊肿（图9.4和图9.5）。下颌第一磨牙最常受累，发生率高于第二磨牙。临床表现为无痛、质硬的颊部肿胀。该病可发生于双侧，但绝非全部病例均双侧发病。如果继发了感染，患者也有可能表现出疼痛。X线片上在根分叉区和牙根的远中侧可见透射样改变。颊侧根分叉囊肿的来源有可能是牙周膜的上皮细胞，发生位置为磨牙的根分叉区，组织学上特征与根尖周囊肿相同。有学者认为，第三磨牙的牙旁囊肿和颊侧根分叉囊肿通常与第一磨牙或第二磨牙有关，是同一种囊肿，有关这部分内容的讨论超出了本书的介绍范围，故不做过多陈述。颊侧根分叉囊肿会导致受累牙齿迟萌，由于囊肿的特殊位置，可能会导致牙根靠在下颌骨的舌侧皮质骨，使受累牙齿的舌尖高于颊尖。牙齿这种倾斜相当典型，可据此与其他类似的病变（例如，牙周囊肿、朗格汉斯细胞组织细胞增生症）相鉴别。在某些情况下，该囊肿可能包含釉质突或釉珠。并非所有的颊侧根分叉囊肿都要进行手术干预。

图9.4　这是一名6岁男孩的曲面体层片，可见36远中异常透射影。X线截图为区域放大效果。CBCT截图显示，下颌骨颊侧皮质骨板的扩张和穿孔。这颗牙齿没有釉珠。组织学诊断为颊侧根分叉囊肿。值得注意的是，与其他3颗第二磨牙相比，37的钙化也发生了延迟，须后续随访（courtesy of Dr. Annelore De Grauwe，Belgium）

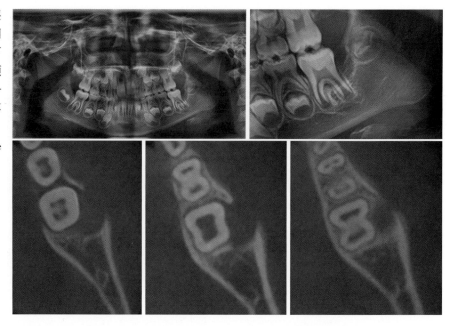

图9.5　这张曲面体层片清晰地显示36的迟萌及邻近的透射区，提示为颊侧根分叉囊肿。放大观察（左下图）显示在分叉中有一个釉质突起，我们可以看到受累牙齿远中透射影像的延伸。CBCT截图（右下图）清晰地显示出病变的边界，靠近下颌第二恒磨牙（courtesy of Dr. Annelore De Grauwe，Belgium）

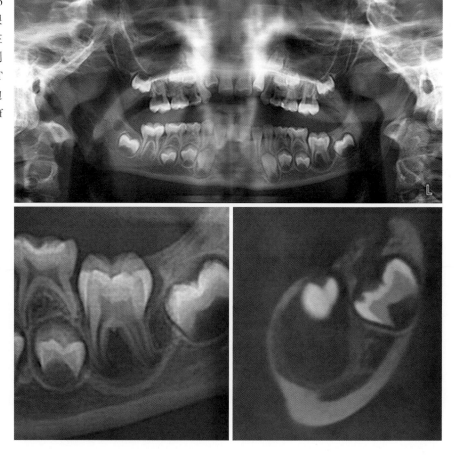

9.4 孤立性骨囊肿

孤立性骨囊肿也被称为单纯性骨囊肿、创伤性骨囊肿、出血性骨囊肿、单房性骨囊肿（图9.6和图9.7）。实际上它是一种假性囊肿，没有上皮内衬，有结缔组织衬壁，根据其来源不同表现为空腔或充满血液（或浆液）。病因尚不清楚，通常是青少年患者拍片时偶然发现的。男性发生率是女性的2倍。最常见于下颌骨和前磨牙区域。这种均匀放射性病变的典型影像特征是：病变的上部边缘通常位于牙根之间，呈扇形，皮质有或没有清晰边界。虽然牙齿没有移动，但下颌骨的皮层边缘可能会变薄。要强调的是，这些骨腔经常发生在牙骨质发育不良和纤维异常增殖的内部病变中，但是并不会发生在本书涵盖的年龄段中。

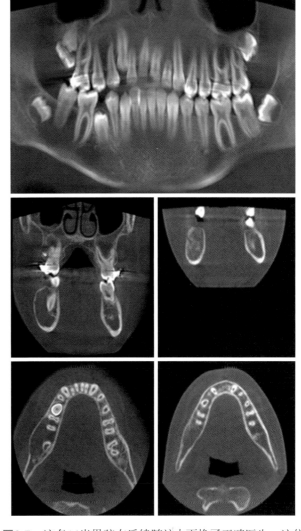

图9.7 这名14岁男孩在后续随访中更换了正畸医生，这位新医生注意到了右侧下颌骨的膨隆，于是拍摄了曲面体层片（此处未提供）。诊断并不精准，所以补拍CBCT（左侧最上和最下的影像），可见一个很难描述具体形状的均匀放射性病变，在下颌右侧磨牙牙根之间呈扇形。牙齿未发生移位，但下颌骨的颊部皮质壁明显扩大了。后续进行了手术摘除，根据口腔外科医生报道，病变区域呈空腔状，诊断为孤立性骨囊肿。右下图为术后3个月拍摄的小视野和分辨率较低的CBCT影像。从这些冠状面和水平面中可以清晰地看出，病损区正在愈合，下颌骨的膨隆已开始减少

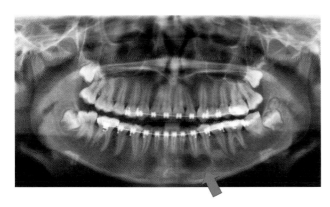

图9.6 这是一名16岁男性患者的曲面体层片，除了第二象限和第三象限的2颗磨牙为多生牙外，33的根尖部也有一个均匀的透射区。这个单独的骨囊肿被部分皮质骨包绕，位于相邻牙齿牙根之间，呈扇形

9.5 根尖周囊肿

牙髓坏死可能会刺激根尖上皮形成真性的上皮囊肿。炎症反应似乎会激活由牙周基质细胞（Periodontal stroma cell）分泌的角质细胞生长因子（Keratinocyte growth factor），随后开始生长。通常其上皮来源是Malassez上皮剩余细胞，但也可来自龈沟内上皮、鼻窦内膜（Sinus lining）或瘘道上皮内衬。7%~54%的坏死牙齿会产生囊肿，根尖周肉芽肿和根尖周囊肿只能通过组织学来鉴别，其影像学表现可能十分相似。如果只拔牙、不去除囊肿，就可能会形成残余囊肿。有一些残余囊肿会自愈，但大多数情况下并不会自己吸收。根尖周囊肿的放射学影像学通常表现为圆形病变，其中心位于坏死牙齿的牙根周围。根尖周囊肿会继续扩大使牙齿发生移位并导致牙根吸收。图9.8是发生于第一恒磨牙的根尖周囊肿，易与下方的前磨牙含牙囊肿相混淆。

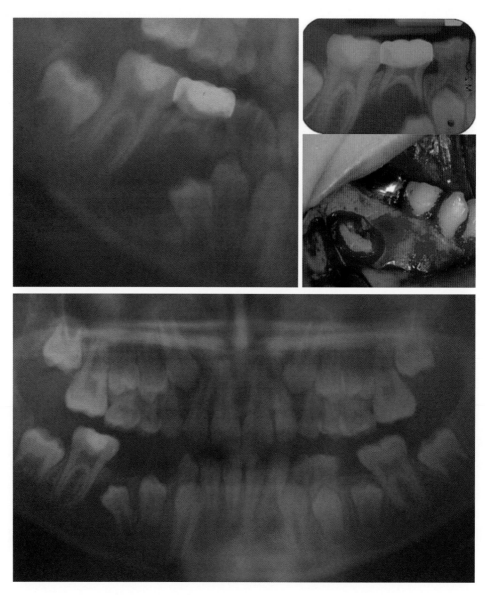

图9.8 这名9岁患者85颊侧发生了肿胀膨隆。曲面体层片的截图和右上根尖片显示为边界清晰、单房、均匀的透射影像，位于乳磨牙根尖，继承恒牙发生了向下移位，影像学提示可能为含牙囊肿，因为该囊肿可能附着于第二前磨牙的釉牙骨质界。随后，口腔外科医生探查时发现病变似乎附着在乳磨牙的根部，最终诊断为根尖周囊肿。患有根尖周囊肿的乳磨牙拔除后，前磨牙很快就自发萌出了（见图9.5右下图）

延伸阅读

[1] Battisti MPL, Soares MQS, Rubira CMF, Bullen IRFB, Lauris JRP, Damante JH. Assessment of spontaneous resolution of idiopathic bone cavity. J Appl Oral Sci. 2018;26:e20170288.

[2] Cawson RA, Odell EW. Cawson's essentials of oral pathology and oral medicine. 8th ed. London: Churchill Livingstone Elsevier.

[3] De Grauwe A, Mangione F, Mitsea A, Kalyvas D, Yfanti Z, Ahbab G, Salmon B, Jacobs R. Update on a rare mandibular osteolytic lesion in childhood: the buccal bifurcation cyst. BMJ Case Rep. 2018;4:20170109.

[4] De Souza Tolentino E, Stuchi Centurion B, Cuhna Lima M, Freitas-Faria P, Consolaro A, Sant'ana E. Ameloblastic fibro-odontoma: a diagnostic challenge. Int Dent J. 2010; https://doi. org/10.1155/2010/104630.

[5] Koenig. Diagnostic imaging, oral and maxillofacial. Salt Lake City: Amirsys.

[6] Koong B. Atlas of oral and maxillofacial radiology. Hoboken: Wiley Blackwell.

[7] Larheim A, Westesson P-LA. Maxillofacial imaging. T2nd ed. Berlin: Springer.

[8] Machado RA, Pontes HAR, Pires FR, Silveira HM, Bufalino A, Carlos R, Tuji FM, Alves DBM, Santos-Silva AR, Lopes MA, Capistrano HM, Coletta RD, Fonseca FP. Clinical and genetic analysis of patients with cherubism. Oral Dis. 2017;23:1109–15.

[9] Neville D, Allen B. Oral and Maxillofacial Pathology. 2nd ed. Philadelphia: Saunders.

[10] Whaites E, Drage N. Essentials of dental radiography and radiology. 5th ed. London: Churchill Livingstone Elsevier.

[11] White And SC, Pharoah MJ. Oral radiology. In: Principles and interpretation. 7th ed. Amsterdam: Elsevier.

第10章 儿童口腔诊疗中的先天性疾病影像

Examples of Congenitally Acquired
Pathology in Pediatric Dental Practice

本章介绍了部分儿童口腔诊疗中的先天性疾病的影像学表现。虽然本章不可能囊括所有的先天性疾病，但读者但可以对影像有一个直观的印象，并能了解从这些图像中可获得哪些具体的信息。

本章中的图片下方通常会备注提供图片的同事姓名，如果未署名，则为本书笔者拍摄，或由笔者从其工作过的不同院校（比利时根特大学、美国西雅图的华盛顿大学、澳大利亚珀斯的西澳大学）门诊收集而来。

10.1 唇腭裂

40%唇裂或腭裂的发生与遗传有关。如果父母

（一方或双方）患有唇腭裂，那么其子女患唇腭裂的概率要高于父母均未罹患者。唇裂、腭裂可并发（58%）；单纯唇裂不伴有腭裂（22%）多见于男性；单纯腭裂不伴有唇裂（20%），男性发病率是女性的2倍。单纯唇裂的发病率是1/1000，单纯腭裂的发病率是1/2000。考虑到辐射剂量，与传统医学CT相比，CBCT可以很好地满足这些腭裂患儿的手术计划制订以及后续随访的影像学需求。通过图10.1和图10.2可了解CBCT在腭裂患者中的实际应用及其优势（综合考虑其影像质量及辐射剂量）。

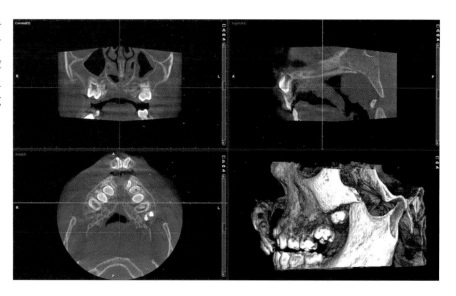

图10.1 这是一名10岁患有唇腭裂患者的上颌骨CBCT影像，口腔外科医生可以根据影像清晰观察腭部的缺损情况做出评估，以此来制订治疗计划，修复上颌骨。还需注意到左侧上颌窦以及蝶枕软骨结合的黏膜肥大

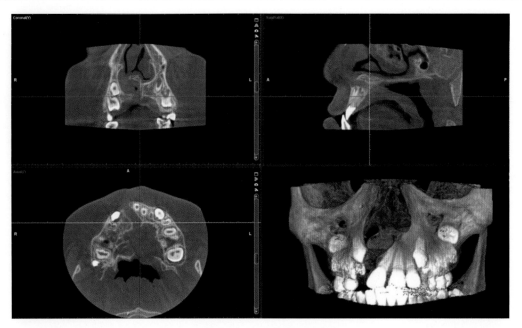

图10.2　这是一名8岁患有右侧唇腭裂患者的CBCT影像。从这些影像中可以清晰地看到典型的腭裂处牙齿缺失（右侧上颌侧切牙）以及鼻中隔偏曲，还可以观察到蝶枕软骨结合和蝶窦孔穿通入鼻腔的过大腔隙（矢状面）

软骨结合是指结合成一个整体的两块骨头相融合的那部分。蝶枕结合由蝶骨体部和枕骨基底部组成，所以也被称为蝶枕软骨结合。蝶骨和枕骨共同形成了蝶枕斜坡（Clivus），起于后床突（Posterior clinoid process），斜向枕骨大孔。如果这两块骨头发生了结合，一般预示已成年。尽管文献中关于软骨结合何时开始骨化尚未能达到100%共识，但一般来说发生在18~25岁，女性要比男性提前2年。通常来讲，骨化从蝶枕斜坡向颅底开始，也就是说是从颅内至颅外。

10.2　半侧颜面短小畸形

半侧颜面短小畸形（译者注：中文仅有这一种术语）也被称为Hemifacial hypoplasia、Craniofacial microsomia和Lateral facial dysplasia，与Goldenhar综合征和眼-耳-脊柱（Oculo-auriculo-vertebral）综合征相关。这是发生率仅次于唇腭裂的、第二常见的颅面发育异常。患者表现为患侧生长速率较低、发育较差，面部不对称。这些发育异常与第一鳃弓、第二鳃弓有关。如果是双侧同时受累，则被称为颅面短小症。

如果颅骨的半侧全部受累，则可能涉及以下组织：下颌骨、上颌骨、颧骨、外耳和中耳、舌骨、腮腺、椎骨、第Ⅴ对脑神经（三叉神经）、第Ⅶ对脑神经（面神经）以及相关的软组织（例如，先天性小耳畸形、肌肉），患侧牙齿缺失或无法萌出也很常见，明显的错𬌗畸形也有可能发生。Parry-Romberg综合征（进行性半侧颜面萎缩）是一种进展迅速的疾病，这种综合征的患者在出生时无任何异常表现，耳朵发育正常。图10.3和图10.4为使用CBCT扫描的半侧颜面短小畸形病例。当然，与颌面放射学或内科放射科合作是必不可少的，因为这种大视野CBCT的相关知识超出了儿童口腔医生的专业领域，任何放射学专家提供的额外信息都有可能影响到患者的综合治疗计划。

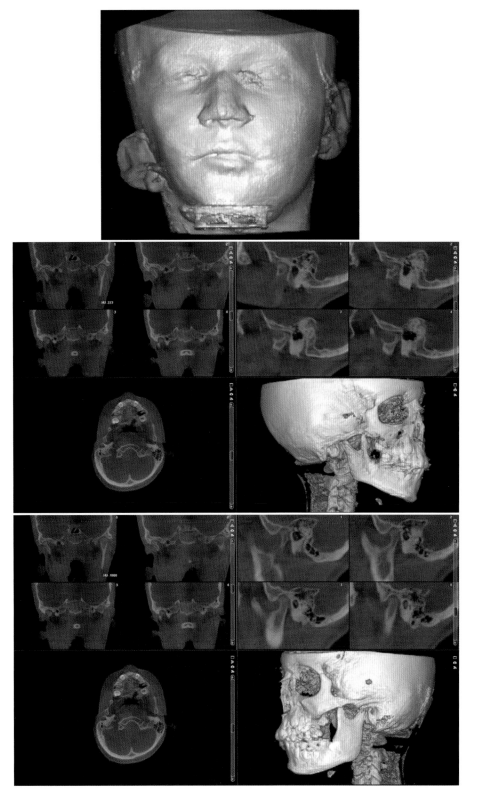

图10.3　这是一名患有右侧颜面短小畸形的女性患者大视野CBCT影像，上图的三维重建影像中可看到重建的软组织，右耳很明显存在发育不良，且与左耳比较，右耳位置更低一些。其他影像说明了下颌髁突（见双侧侧位图和正面观，上面的侧位图是患者的右侧位）、下颌升支和下颌切迹的差别

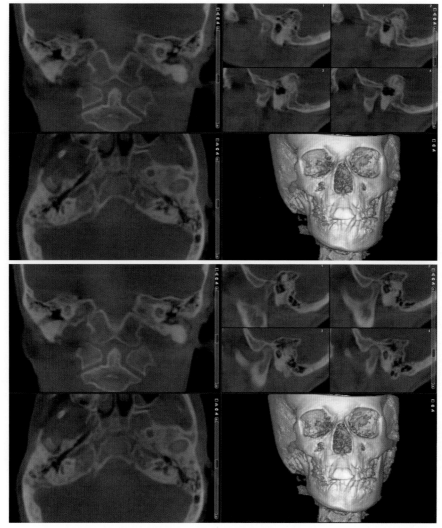

图10.4　该图与图10.3来自同一名患者，这些影像阐释了右侧听骨（上图）和左侧听骨（下图）之间的差别。右侧内耳的异常结构解释了患者右耳失聪的原因。从这个三维重建影像中可以看到该年轻女性患者的牙列因为半侧颜面短小畸形出现了咬合紊乱

10.3　Treacher Collins综合征

Treacher Collins综合征（TC综合征）也被称为下颌骨颜面发育不全，是颌面部畸形综合征中最常见的一种。这类患者临床表现各式各样，但最明显的是颧骨缺失或发育不全、下颌骨发育不全伴下颌角高陡（图10.5）以及耳郭及听骨畸形，以上所有这些异常会形成典型的患者面部外观：小而窄的脸、高拱的腭部、斜向下的眼睑、增大并下垂的口裂，有时耳郭和外耳道会完全缺失，偶尔患者同时伴发唇裂和/或腭裂。如果听小骨受累，也可能发生耳聋症状。

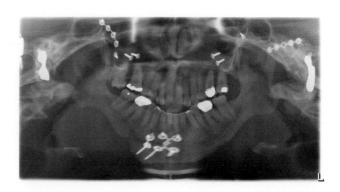

图10.5　这是一名患有Treacher Collins综合征患者做完正颌外科手术后的曲面体层片。尽管已使用外科类固位装置对颌面骨骼进行重建，但我们依然可以辨别出以下影像：颧弓发育不全、下颌角高陡以及清晰的下颌角前切迹，为达到更好的美学外观而放置的耳移植体以及颏成形术（重建下颌骨体前部，令颏部更为突出）

10.4 黏多糖贮积症

黏多糖贮积症（MPS）是由于艾杜糖醛酸-2-硫酸酯酶（Iduronate-2-sulfatase）的缺乏引起的，临床可见尿液中硫酸皮肤素和硫酸类肝素条带。Hurler-Hunter综合征（图10.6）经常和MPS混淆。不过，这是两种相互独立的综合征，Hurler-Hunter综合征是常染色体隐性遗传且最严重，MPS是X连锁隐性遗传。MPS典型的颌面特征包括额部明显的眉骨、颞下颌关节僵硬、角膜浑浊、巨舌、牙龈增生、牙釉质变薄，有时会出现指状牙尖（Morquio-B型）以及阻生牙。

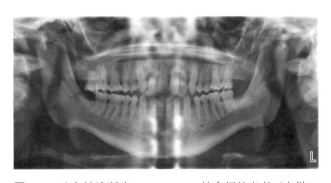

图10.6 这名被诊断为Hunter-Hurler综合征的患者正在做口腔检查。从这张曲面体层片中我们可以观察到下颌前牙区由于牙龈增生出现异常间隙。尖牙牙冠呈圆锥形，但更明显的是下颌升支和髁突异常的解剖形态，后部凹陷、下颌切迹消失、髁突突出，导致患者开口受限和下颌移动受限。清晰的角前切迹依然存在，这可能与咀嚼肌的力量有关

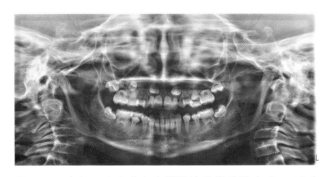

图10.7 这名11岁患儿患有腭腺泡状横纹肌肉瘤，3岁确诊。曲面体层片中可见弥散性的牙根短小，这可能是化疗导致，也可能部分是由于患者早期接受了放疗的影响。从影像中我们可以看到，与上颌相比，下颌切牙的牙根明显更长一些，这可能与患者接受的治疗以及接受治疗的年龄有关（courtesy of Dr. Maite Demeester，Belgium）

10.5 腭腺泡状横纹肌肉瘤

横纹肌肉瘤是起源于骨骼肌的恶性肿瘤，是儿童最常见的软组织肉瘤。该疾病约40%发生在头颈部，其次是泌尿生殖部。发生于头颈部时，眼眶最易受累，其次是鼻腔和鼻咽。如果发生在口内，最常见的发生位置是腭部（图10.7）。口内通常表现为息肉状，有时类似于葡萄簇状。治疗方法包括外科手术切除、化疗和放疗。如果没有发生转移，该疾病的5年生存率为60%～70%。

延伸阅读

[1] Cawson RA, Odell EW. Cawson's essentials of Oral pathology and Oral medicine. 8th ed. London: Churchill Livingstone Elsevier.

[2] Koehne T, Koehn A, Friedrich RE, Kordes U, Schinke T, Muschol N, Kahl-Nieke B. Differences in maxillomandibular morphology among patients with mucopolysaccharidoses I, II, III, IV and VI; a retrospective MRI study. Clin Oral Invest. 2018;22:1541-9.

[3] Koenig. Diagnostic imaging, oral and maxillofacial. Salt Lake City: Amirsys.

[4] Koong B. Atlas of oral and maxillofacial radiology: Wiley Blackwell.

[5] Larheim TA, Westesson P-LA. Maxillofacial imaging. 2nd ed. Berlin: Springer.

[6] Neville D, Allen B. Oral and maxillofacial pathology. 2nd ed. Philadelphia: Saunders.

[7] Peters SM, Kunkle T, Perrino MA, Philipone EM, Yoon AJ. Mandibular embryonal rhabdomyosarcoma with cartilaginous metaplasia: report of a case and review of literature. Oral Surg Oral Med Oral Pathol Oral Radiol. 2017;124:e288-93.

[8] Scheuer L, Black S. The juvenile skeleton. Amsterdam: Elsevier; 2004.

[9] Whaites E, Drage N. Essentials of dental radiography and radiology. 5th ed. London: Churchill Livingstone Elsevier.

[10] White SC, Pharoah MJ. Oral radiology. In: Principles and interpretation. 7th ed. Amsterdam: Elsevier.

第11章　儿童口腔诊疗中的牙槽外伤影像

Examples of Dentoalveolar Traumatology in Pediatric Dental Practice

本章介绍了儿童口腔诊疗中的牙槽外伤的相关病例。

本章中的图片下方通常会备注提供图片的同事姓名，如果未署名，则为本书笔者拍摄，或由笔者从其工作过的不同院校（比利时根特大学、美国西雅图的华盛顿大学、澳大利亚珀斯的西澳大学）门诊收集而来。

11.1　骨折

儿童口腔诊疗过程中牙槽外伤较为常见。儿童易摔倒，一般来说后果不至于太严重，但在某些情况下，即使是年龄非常小的儿童，也要使用X线片来确认乳牙是嵌入性脱位还是全脱位。第3章所述的口内成像技术可为诊断提供足够的信息。年龄大一些的儿童也可以用上文所述的技术进行拍摄，尤其当难以放置图像接收器或引起疼痛时。本章提供了众多牙槽外伤的病例并分别对其进行了探讨。图11.1和图11.2是因下颌骨外伤而拍摄的CBCT。第一个病例患者年龄较小；第二个病例是一名18岁的青少年，其面部被踢伤，发生了多处骨折。

© Springer Nature Switzerland AG 2019
J. Aps, *Imaging in Pediatric Dental Practice*,
https://doi.org/10.1007/978-3-030-12354-3_11

图11.1　这是一名4岁儿童下颌联合处骨折的小视野CBCT影像。矢状面影像可清晰地显示出骨折线位于恒中切牙的牙囊之间，呈现出曲折的骨折线。冠状面上可看到牙槽嵴相对陡峭的断面，患者下颌骨体的左侧略低于右侧，至于此情况是由外伤导致的还是与儿童虐待有关，尚待讨论后确定（courtesy of Prof. Dr. Edgar Hirsch, Germany）

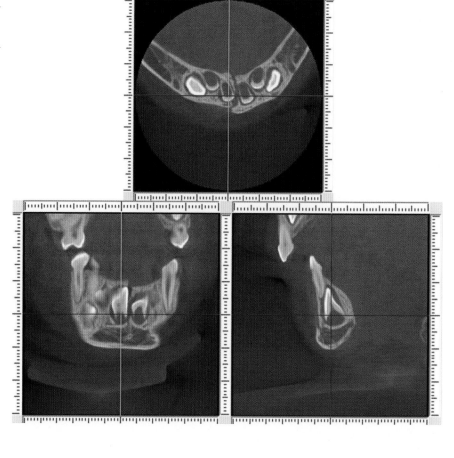

图11.2　这是一名18岁男性患者的大视野CBCT影像，患者18岁生日聚会时面部被踢伤，于医院就诊时拍摄了该CBCT。患者发生了多发性下颌骨骨折、对称性髁颈部骨折（尤其可在冠状面清晰观察到此影像）、右侧下颌骨体骨折（在矢状面时观察尤其清晰）以及左侧喙突骨折（右上图）

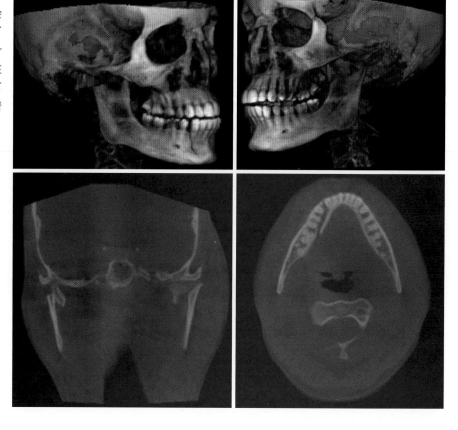

11.2 牙外伤

图11.3~图11.11均为一些牙及牙槽骨外伤的病例。其中一部分仅采用二维影像就可完成辅助诊断，另一部分则要拍摄CBCT。

图11.3 这是一名3岁儿童上颌乳中切牙外伤后拍摄的殆片。两颗乳中切牙都发生了根折，牙冠发生了舌向移位。处置为拔除牙齿的冠方断端，根部碎片留在原位待其自行吸收。目前本病例仍在持续定期拍片随访中

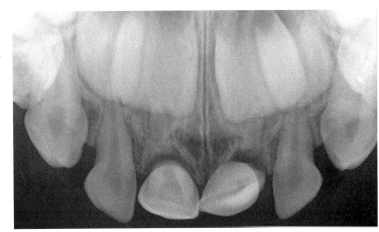

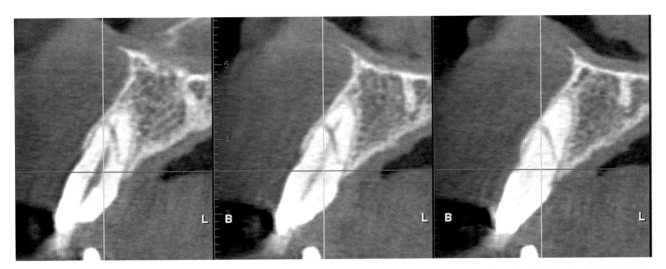

图11.4 这是一张11小视野CBCT影像的截图，患者在2个月前骑自行车时被撞伤，因为牙齿存在轻微动度，根尖片（本章中未提供）无法确诊，因此进行了CBCT拍摄。影像中可见到一条从腭侧牙颈部到颊侧根尖部的斜形折线。因为患者无主诉症状，所以决定暂时保留此牙

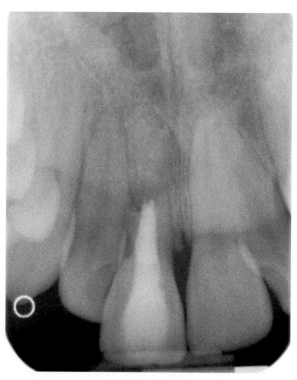

图11.5　该根尖片显示的是已完成根管治疗的11，根尖1/3处可见折断，疑似发生了根管闭塞。牙齿的远中颈缘处可见碟形吸收影像。该次拍片的6年前，患儿滑滑板时受到外伤，11发生了全脱位，当时患者即刻捡起了牙齿就近至口腔诊所就诊。然而，口腔医生当时对牙齿进行了清理，由于吹干得过于彻底，破坏了牙周膜和牙骨质，当时行再植术并进行了牙弓夹板固定，患者被转诊至儿童口腔医生处做了牙髓摘除术，以氢氧化钙糊剂进行了充填。12个月后，该牙齿发生了内吸收，根尖1/3与剩余牙体分离。推测是由于口腔医生用纸巾干燥牙齿时，纸巾中的纤维成分导致了根尖1/3的部分吸收。在那次就诊时使用Ketac-Mola（译者注：应该是一种充填材料）充填冠部尝试保存牙根。外伤发生7年后，成功植入种植体。在处理这类病例时应尽可能延长保留牙体的时间，以利于保留牙槽嵴高度

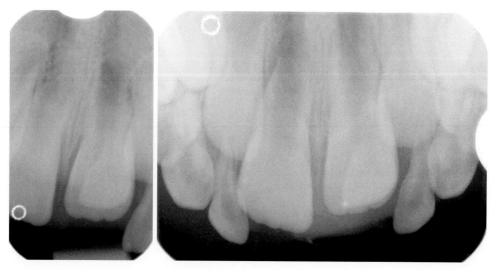

图11.6　这是2张61嵌入的殆片（将光激发荧光板置于殆面，X线束与殆平面成65°拍摄）。拍摄时患儿坐在妈妈腿上，妈妈穿着防护铅衣。与此同时，妈妈在帮助患儿辅助固定颏部处的甲状腺防护套，保护甲状腺免受辐射。由于继承恒牙即将萌出，局部麻醉下将该嵌入的乳中切牙拔除

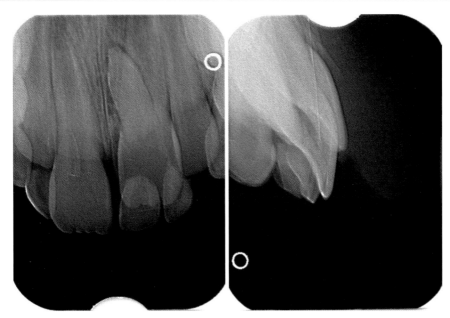

图11.7　为了确定21异位萌出的原因拍摄了这张根尖片，相应的乳牙已十分松动，即将脱落。根尖片显示，相应乳牙的牙根于近中1/3折断，阻碍了继承恒牙在正确的位置上萌出。口腔医生尝试从侧面重新拍摄，确定牙根断片的位置，不过并未看到牙根断端碎片，原因可能在于断片的位置比想象中的位置更加靠上。尽管如此，这种拍摄策略仍不失为一种很好的尝试。在这张侧位X线片中可看到上颌骨的颊侧皮质骨（译者注：从该根尖片的表现上看不能排除21根侧位置的高密度影像是多生牙，该结构从形态和密度上看都不符合乳中切牙牙根的特点，要拍摄CBCT明确诊断）（courtesy of Dr. Pieter Van Ingelgem，Belgium）

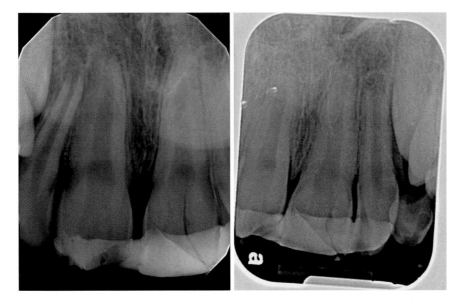

图11.8　这2张根尖片是2天前患者于急诊就诊时拍摄的。患者滑滑板时发生意外，致其21发生了复杂冠根折。根尖片中可看到一条清晰的垂直冠折线，继续仔细检查，在根中1/3处又见一条水平向的根折线。由于鼻部不显影，因而该水平折断线较难定位描述。左图中的影像是用晶体传感器拍摄的，右图中的影像是使用光激发荧光板拍摄的，2张根尖片的拍摄角度不同

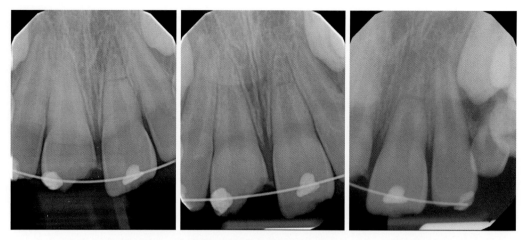

图11.9　这是另1例上颌恒中切牙的外伤。一名10岁男孩数日前骑自行车时受过外伤，急诊时进行了牙弓夹板固定。11是一个包括牙釉质牙本质的复杂冠折，21根尖1/3处有水平向根折。在牙外伤的病例中，为了对根折进行诊断和评估，要从不同角度进行拍摄

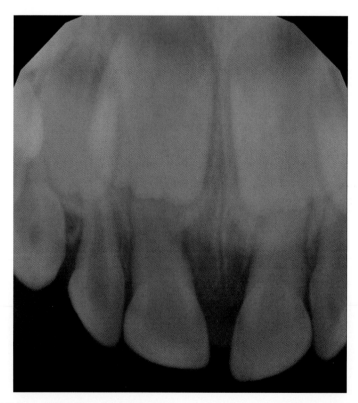

图11.10　3周前患者51受过外伤，采用晶体传感器拍摄了根尖片。临床检查时发现51颜色变灰色，根尖片中显示髓腔增宽，这提示我们：除了3周前的外伤，更早些时候这颗牙齿还至少经历了一次牙外伤。片中可见2颗乳中切牙的牙周膜都稍有增宽。要想把影像学信息中的根管状况和临床表现结合起来评估，对X线片进行认真观察和仔细读片至关重要

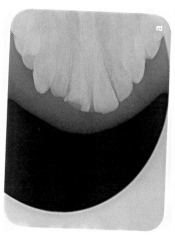
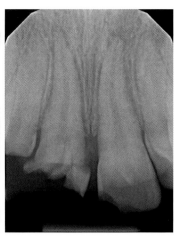
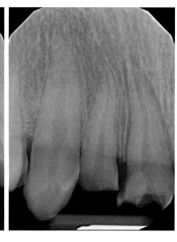

图11.11　一名青少年发生牙外伤后立刻拍摄了这些X线片，受伤牙位是12、11、21。我们先尝试拍摄了一张上颌殆片，但对患者胸部组织造成了过多非必要的辐射。随后用晶体传感器拍摄了根尖片，根尖片相对更精准一些。从根尖片可以看出，11的牙周膜有增宽，提示外伤对牙齿造成了较大的冲击，破碎的牙冠也可以证明外伤力量的强大。从这个例子中我们还可以得出结论：拍摄殆片时候应更慎重一些（见第3章）

　　牙外伤的临床表现有很大差异，因此对牙外伤进行诊断是非常有难度的，但同时准确诊断牙外伤又对后续治疗的成功率及预后影响巨大。选择适合的牙片类型十分重要，患者也会因此受益。决定拍摄三维影像时，遵循正当性原则至关重要，如果牙齿的折断线为近远中向，根尖片和殆片往往发现不了，那么CBCT就是决定性诊断依据。在评估牙外伤时，务必要保持思路开阔，不应仅仅考虑牙齿。即使认定外伤未波及下颌骨，也应该常规检查张口度，同时还应该对颞下颌关节、下颌的动度及关节盘的移位等进行检查和评估，基于这些临床检查结果再选择适合的拍摄方式。三维影像对于牙齿脱位的诊断很有优势，因为可以更清晰地看到上下颌的颊侧皮质骨，为牙体的位置和状态提供精确的信息。

11.3　牙槽外伤后的随访评估

　　发生牙槽外伤后，无论是否进行了治疗，定期拍摄X线片进行追踪随访都十分重要。无论是使用二维影像还是三维影像都可以，举例来说，通过CBCT，我们可清晰观察到根尖病变的准确范围；CBCT可以清晰显示外伤导致牙髓坏死、炎症扩散破坏骨屏障的病变范围。图11.12～图11.15是一些牙槽外伤后采用二维影像或CBCT进行随访的病例。

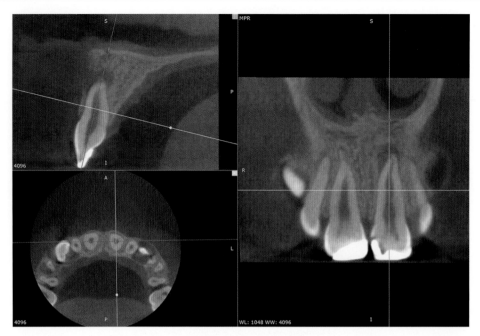

图11.12 该病例中2颗上颌中切牙都发生了牙外伤。之前这2颗牙齿有充填治疗史，临床检查发现21颊侧根尖区存在窦道。由于根尖片无法显示炎症的真实范围，因此拍摄了小视野CBCT，后者清晰地显示出了三维特征，颊侧皮质骨的破坏很明显。请注意，影像中显示的切片是根据牙齿长轴设定的。这一点十分重要：可避免发生对牙齿长度的误读（courtesy of Dr. Stephane Diaz，France）

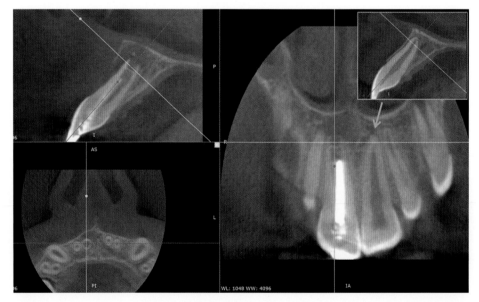

图11.13 这是一例根尖未闭合恒牙的牙外伤影像。11未循预期顺利愈合，根尖部又出现了较大的炎症性病变，整个牙根前方颊侧皮质骨几乎都已经被破坏。传统的二维影像并不能显示出骨质破坏的程度。类似这样的病例，CBCT有绝对优势：可对牙齿的状况做出适合的评估并施以恰当的治疗。右上图可清晰显示出，21的牙根颊侧骨板非常薄（courtesy of Dr. Stephane Diaz，France）

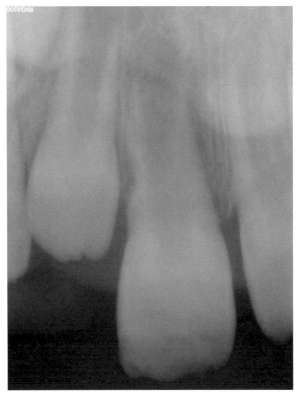

图11.14　这张根尖片是采用晶体传感器拍摄的，患儿为8岁男孩，早前发生过牙外伤。从根尖片中可以看到，11牙根的远中部分发生了外吸收（courtesy of Dr. Stephane Diaz，France）

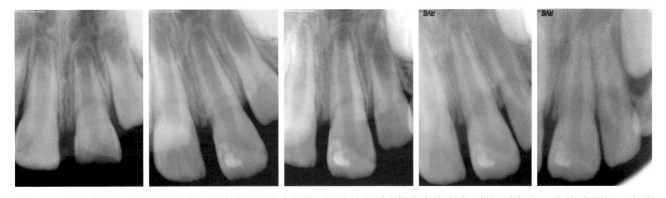

图11.15　该病例的21发生了牙外伤，根尖孔开放尚未闭合。图片从左到右依次为盖髓后、断冠再接后、3个月后随访、9个月后随访及18个月后随访。从这些影像中可以看出，外伤牙的根尖孔在进一步形成，根管的牙本质厚度也在增加（courtesy of Dr. Stephane Diaz，France）

延伸阅读

[1] Cawson RA, Odell EW. Cawson's essentials of oral pathology and oral medicine. 8th ed. London: Churchill Livingstone Elsevier.

[2] Choenca N, Silberman A. Contemporary imaging for the diagnosis and treatment of traumatic dental injuries. A review. Dent Traumatol. 2017;33:321–8.

[3] Koenig. Diagnostic imaging, oral and maxillofacial. Salt Lake City: Amirsys.

[4] Koong B. Atlas of oral and maxillofacial radiology. Hoboken: Wiley Blackwell.

[5] Larheim TA, Westesson P-LA. Maxillofacial imaging. 2nd ed. Berlin: Springer.

[6] Neville D, Allen B. Oral and maxillofacial pathology. 2nd ed. Philadelphia: Saunders.

[7] Whaites E, Drage N. Essentials of dental radiography and radiology. 5th ed. London: Churchill Livingstone Elsevier.

[8] White SC, Pharoah MJ. Oral radiology. In: Principles and interpretation. 7th ed. Amsterdam: Elsevier.